TRUCS ET CONSEILS
101

La
NAISSANCE

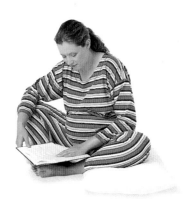

D1488310

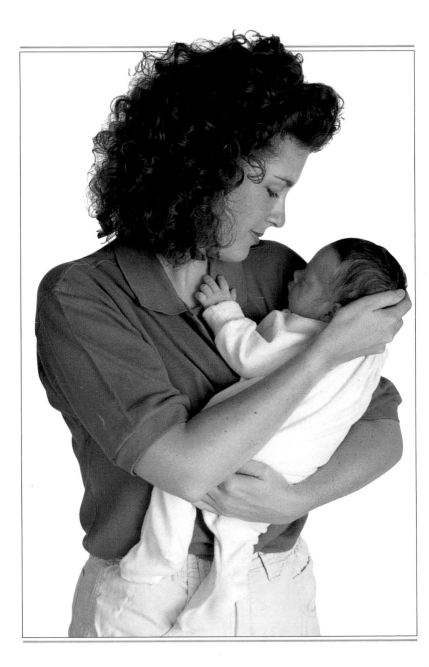

TRUCS ET CONSEILS 101

La NAISSANCE

Elizabeth Fenwick

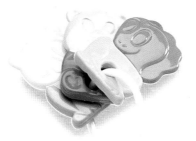

ÉDITIONS DU TRÉCARRÉ

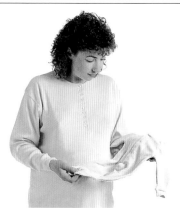

PAGES 34 À 36

Le Choix du Lieu de l'Accouchement

PAGES 37 À 44

Le Début du Travail

PAGES 45 À 47

Soulager la Douleur

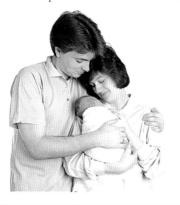

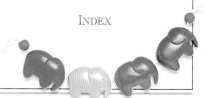

LE DIAGNOSTIC

1 LES PREMIERS SIGNES

Seins gonflés, plus sensibles, et nausées à toute heure de la journée sont les signes évidents d'une grossesse. Vous pouvez aussi ressentir un étrange goût métallique ou une fréquente envie d'uriner. Un retard de règles ne constitue pas, en lui-même, un signe de grossesse, surtout si vos règles sont habituellement irrégulières ou si vous êtes anxieuse ou malade. Mais c'est une bonne indication en présence d'autres signes.

2 UNE GROSSESSE CONFIRMÉE

Faites le plus rapidement possible un test pour confirmer votre grossesse. Différents tests à faire vous-même sont disponibles en pharmacie, les plus fiables restant ceux prescrits par votre médecin. La présence dans les urines de l'hormone HCG (Hormone Gonadotrophine Chorionique) 15 jours après la dernière absence de règles indique une grossesse.

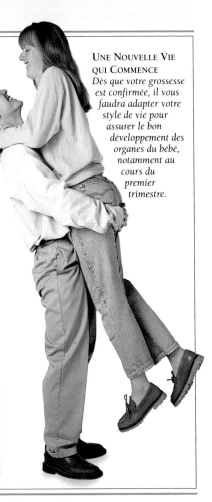

UNE NOUVELLE VIE QUI COMMENCE
Dès que votre grossesse est confirmée, il vous faudra adapter votre style de vie pour assurer le bon développement des organes du bébé, notamment au cours du premier trimestre.

3 LES TESTS DE GROSSESSE

Ces tests se présentent sous la forme d'une solution chimique que vous faites réagir avec un échantillon d'urine. Tout changement de couleur indique la présence d'une hormone sécrétée par l'embryon, la HCG, qui atteste de la grossesse.

VÉRIFIEZ ET REVÉRIFIEZ
Les tests de grossesse sont relativement fiables. Néanmoins si le test est positif, consultez votre médecin pour confirmer votre grossesse.

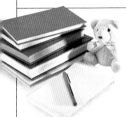

4 CALCULEZ VOTRE DATE D'ACCOUCHEMENT

La durée moyenne d'une grossesse est de 266 jours. La conception survient généralement au moment de l'ovulation, c'est-à-dire environ 14 jours avant l'arrivée des règles suivantes. Ainsi, pour déterminer la date exacte de la naissance du bébé, comptez 280 jours (266 + 14) à partir du premier jour de vos dernières règles.

Date présumée d'accouchement

Janvier
Oct./Nov.
| 1 | 2 | 3 | 4 | 5 | 6 | 7 | 8 | 9 | 10 | 11 | 12 | 13 | 14 | 15 | 16 | 17 | 18 | 19 | 20 | 21 | 22 | 23 | 24 | 25 | 26 | 27 | 28 | 29 | 30 | 31 |
| 8 | 9 | 10 | 11 | 12 | 13 | 14 | 15 | 16 | 17 | 18 | 19 | 20 | 21 | 22 | 23 | 24 | 25 | 26 | 27 | 28 | 29 | 30 | 31 | 1 | 2 | 3 | 4 | 5 | 6 | 7 |

Février
Nov./Déc.
| 1 | 2 | 3 | 4 | 5 | 6 | 7 | 8 | 9 | 10 | 11 | 12 | 13 | 14 | 15 | 16 | 17 | 18 | 19 | 20 | 21 | 22 | 23 | 24 | 25 | 26 | 27 | 28 |
| 8 | 9 | 10 | 11 | 12 | 13 | 14 | 15 | 16 | 17 | 18 | 19 | 20 | 21 | 22 | 23 | 24 | 25 | 26 | 27 | 28 | 29 | 30 | 1 | 2 | 3 | 4 | 5 |

Mars
Déc./Janv.
| 1 | 2 | 3 | 4 | 5 | 6 | 7 | 8 | 9 | 10 | 11 | 12 | 13 | 14 | 15 | 16 | 17 | 18 | 19 | 20 | 21 | 22 | 23 | 24 | 25 | 26 | 27 | 28 | 29 | 30 | 31 |
| 6 | 7 | 8 | 9 | 10 | 11 | 12 | 13 | 14 | 15 | 16 | 17 | 18 | 19 | 20 | 21 | 22 | 23 | 24 | 25 | 26 | 27 | 28 | 29 | 30 | 31 | 1 | 2 | 3 | 4 | 5 |

Avril
Janv./Fév.
| 1 | 2 | 3 | 4 | 5 | 6 | 7 | 8 | 9 | 10 | 11 | 12 | 13 | 14 | 15 | 16 | 17 | 18 | 19 | 20 | 21 | 22 | 23 | 24 | 25 | 26 | 27 | 28 | 29 | 30 |
| 6 | 7 | 8 | 9 | 10 | 11 | 12 | 13 | 14 | 15 | 16 | 17 | 18 | 19 | 20 | 21 | 22 | 23 | 24 | 25 | 26 | 27 | 28 | 29 | 30 | 31 | 1 | 2 | 3 | 4 |

Mai
Fév./Mars
| 1 | 2 | 3 | 4 | 5 | 6 | 7 | 8 | 9 | 10 | 11 | 12 | 13 | 14 | 15 | 16 | 17 | 18 | 19 | 20 | 21 | 22 | 23 | 24 | 25 | 26 | 27 | 28 | 29 | 30 | 31 |
| 5 | 6 | 7 | 8 | 9 | 10 | 11 | 12 | 13 | 14 | 15 | 16 | 17 | 18 | 19 | 20 | 21 | 22 | 23 | 24 | 25 | 26 | 27 | 28 | 1 | 2 | 3 | 4 | 5 | 6 | 7 |

Juin
Mars/Avril
| 1 | 2 | 3 | 4 | 5 | 6 | 7 | 8 | 9 | 10 | 11 | 12 | 13 | 14 | 15 | 16 | 17 | 18 | 19 | 20 | 21 | 22 | 23 | 24 | 25 | 26 | 27 | 28 | 29 | 30 |
| 8 | 9 | 10 | 11 | 12 | 13 | 14 | 15 | 16 | 17 | 18 | 19 | 20 | 21 | 22 | 23 | 24 | 25 | 26 | 27 | 28 | 29 | 30 | 31 | 1 | 2 | 3 | 4 | 5 | 6 |

Juillet
Avril/Mai
| 1 | 2 | 3 | 4 | 5 | 6 | 7 | 8 | 9 | 10 | 11 | 12 | 13 | 14 | 15 | 16 | 17 | 18 | 19 | 20 | 21 | 22 | 23 | 24 | 25 | 26 | 27 | 28 | 29 | 30 | 31 |
| 7 | 8 | 9 | 10 | 11 | 12 | 13 | 14 | 15 | 16 | 17 | 18 | 19 | 20 | 21 | 22 | 23 | 24 | 25 | 26 | 27 | 28 | 29 | 30 | 1 | 2 | 3 | 4 | 5 | 6 | 7 |

Août
Mai/Juin
| 1 | 2 | 3 | 4 | 5 | 6 | 7 | 8 | 9 | 10 | 11 | 12 | 13 | 14 | 15 | 16 | 17 | 18 | 19 | 20 | 21 | 22 | 23 | 24 | 25 | 26 | 27 | 28 | 29 | 30 | 31 |
| 8 | 9 | 10 | 11 | 12 | 13 | 14 | 15 | 16 | 17 | 18 | 19 | 20 | 21 | 22 | 23 | 24 | 25 | 26 | 27 | 28 | 29 | 30 | 31 | 1 | 2 | 3 | 4 | 5 | 6 | 7 |

Septembre
Juin/Juil.
| 1 | 2 | 3 | 4 | 5 | 6 | 7 | 8 | 9 | 10 | 11 | 12 | 13 | 14 | 15 | 16 | 17 | 18 | 19 | 20 | 21 | 22 | 23 | 24 | 25 | 26 | 27 | 28 | 29 | 30 |
| 8 | 9 | 10 | 11 | 12 | 13 | 14 | 15 | 16 | 17 | 18 | 19 | 20 | 21 | 22 | 23 | 24 | 25 | 26 | 27 | 28 | 29 | 30 | 1 | 2 | 3 | 4 | 5 | 6 | 7 |

Octobre
Juil./Août
| 1 | 2 | 3 | 4 | 5 | 6 | 7 | 8 | 9 | 10 | 11 | 12 | 13 | 14 | 15 | 16 | 17 | 18 | 19 | 20 | 21 | 22 | 23 | 24 | 25 | 26 | 27 | 28 | 29 | 30 | 31 |
| 8 | 9 | 10 | 11 | 12 | 13 | 14 | 15 | 16 | 17 | 18 | 19 | 20 | 21 | 22 | 23 | 24 | 25 | 26 | 27 | 28 | 29 | 30 | 31 | 1 | 2 | 3 | 4 | 5 | 6 | 7 |

Novembre
Août/Sept.
| 1 | 2 | 3 | 4 | 5 | 6 | 7 | 8 | 9 | 10 | 11 | 12 | 13 | 14 | 15 | 16 | 17 | 18 | 19 | 20 | 21 | 22 | 23 | 24 | 25 | 26 | 27 | 28 | 29 | 30 |
| 8 | 9 | 10 | 11 | 12 | 13 | 14 | 15 | 16 | 17 | 18 | 19 | 20 | 21 | 22 | 23 | 24 | 25 | 26 | 27 | 28 | 29 | 30 | 31 | 1 | 2 | 3 | 4 | 5 | 6 |

Décembre
Sept./Oct.
| 1 | 2 | 3 | 4 | 5 | 6 | 7 | 8 | 9 | 10 | 11 | 12 | 13 | 14 | 15 | 16 | 17 | 18 | 19 | 20 | 21 | 22 | 23 | 24 | 25 | 26 | 27 | 28 | 29 | 30 | 31 |
| 7 | 8 | 9 | 10 | 11 | 12 | 13 | 14 | 15 | 16 | 17 | 18 | 19 | 20 | 21 | 22 | 23 | 24 | 25 | 26 | 27 | 28 | 29 | 30 | 1 | 2 | 3 | 4 | 5 | 6 | 7 |

5 LE CALENDRIER DE LA GROSSESSE

Les 9 mois et demi de grossesse (il peut y avoir jusqu'à un mois de variation), sont généralement divisés en trois trimestres, eux-mêmes séparés en périodes de 4 semaines.

Chaque mère étant différente, la prise de poids pendant la grossesse ainsi que la taille et le poids du bébé sont variables. Du point de vue émotionnel, cette période peut être à la fois positive et

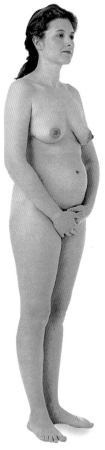
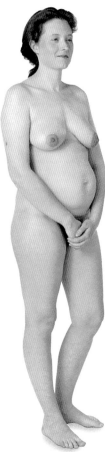
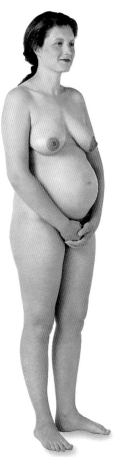

△ 16ᵉ SEMAINE   △ 20ᵉ SEMAINE   △ 24ᵉ SEMAINE

angoissante. Les éventuelles anomalies (relativement rares) surviennent en général au cours des premières semaines et du premier trimestre. Si vous prenez soin de vous et observez une bonne hygiène de vie (alimentation, sommeil, travail, sport...), vous ne risquez pratiquement plus rien après la 13e semaine, lorsque le bébé est déjà complètement formé.

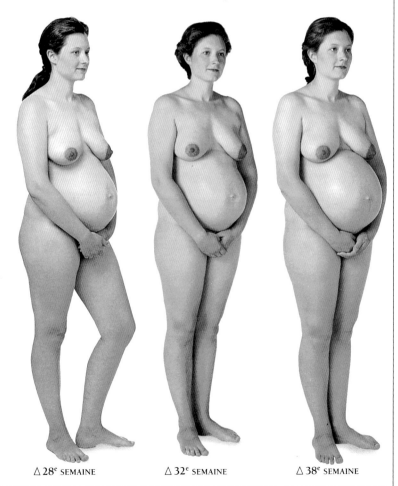

△ 28e SEMAINE   △ 32e SEMAINE   △ 38e SEMAINE

LES PREMIÈRES VISITES

6 LA PREMIÈRE CONSULTATION

Elle doit avoir lieu au cours du deuxième mois de grossesse. Le médecin ou le gynécologue vous posera des questions sur vous et votre conjoint (la méthode contraceptive que vous utilisiez, votre âge lors de vos premières règles, la date de vos dernières règles, vos éventuelles grossesses antérieures, etc.) et établira, avec vous, une liste de vos antécédents familiaux (présence de jumeaux dans la famille, problèmes héréditaires, etc.) ainsi que vos antécédents personnels (maladies graves, vaccins, groupe sanguin, etc.).

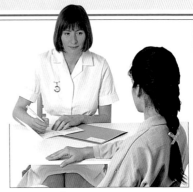

LE PREMIER CONTACT
Très important pour toutes les visites ultérieures. Vous aurez une visite par mois jusqu'au 7e mois puis deux en fin de grossesse.

7 LES QUESTIONS À POSER

Une fois votre dossier médical complet, vous pouvez poser au médecin les questions qui vous préoccupent sur votre grossesse et votre accouchement :
- les médicaments et techniques antidouleur ;
- qui peut être à vos côtés pendant la période de travail ;
- les différentes positions pour accoucher ;
- l'hôpital possède-t-il le matériel d'accouchement le plus moderne.

VOS QUESTIONS
Préparez votre liste de questions et n'hésitez pas à demander des éclaircissements si les réponses ne vous paraissent pas satisfaisantes ou pas assez précises.

8 Contrôlez VOTRE TAILLE ET VOTRE POIDS

Lors de votre première visite, le médecin vous mesurera afin d'avoir une indication de la dimension de votre bassin (un bassin trop étroit peut rendre l'accouchement difficile). Si vous mesurez plus de 1,50 m vous n'aurez aucun problème, à moins de porter un bébé extrêmement lourd. Vous serez aussi pesée pour surveiller votre prise de poids tout au long de la grossesse. Ne vous inquiétez pas si les nausées matinales du premier trimestre vous font perdre du poids.

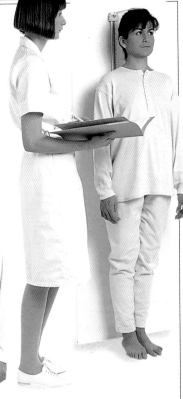

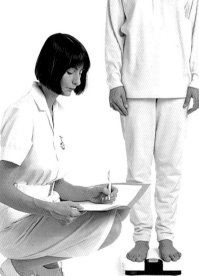

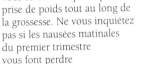

◁△ Poids et Taille
Votre poids, les examens sanguins et urinaires, les échographies et tous les autres examens évaluent le taux de la croissance du bébé. Il est important de suivre tous ces critères au moins une fois par mois.

La Pointure
Autant que votre taille, votre pointure permet d'estimer la largeur de votre bassin et de vérifier qu'il est adapté à la taille de l'enfant à naître.

13

9 LES EXAMENS SANGUINS

La prise de sang permet de vérifier que :

- vous n'êtes pas anémique (l'anémie est due à un manque de fer). Pendant la grossesse, le volume sanguin augmente et le fœtus puise le fer maternel pour fabriquer son propre sang ce qui explique que vos réserves puissent être insuffisantes.

- vous êtes immunisée contre la rubéole, maladie à l'origine de graves malformations, (cet examen doit normalement être fait avant la conception).

- vous ne souffrez d'aucune maladie sexuellement transmissible. Toute MST doit être traitée avant la 20e semaine pour préserver la santé du bébé.

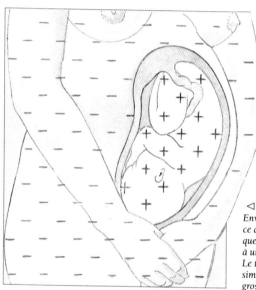

LE FACTEUR RHÉSUS
La prise de sang sert avant tout à déterminer le groupe sanguin et à vérifier si une mère «rhésus négatif» porte un bébé «rhésus positif» - problème aujourd'hui facile à résoudre.

◁ **ÊTRE RHÉSUS NÉGATIF**
Environ 15 % des mères sont Rh-, ce qui ne constitue un problème que lorsqu'elles donnent naissance à un bébé Rh+.
Le traitement consiste en une simple injection après la première grossesse.

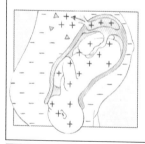

◁ **LE PREMIER BÉBÉ**
Lorsqu'il est présent dans le sang d'une mère Rh-, le sang d'un bébé Rh+ peut immuniser la mère contre le facteur rhésus.

LE SECOND BÉBÉ ▷
Pour empêcher la mère de réagir contre un 2e fœtus Rh+, ce qui serait fatal, des injections sont nécessaires.

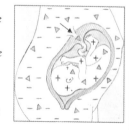

10 LA PRESSION ARTÉRIELLE

Une pression artérielle normale se situe autour de 120/70 mmHg. Pendant la grossesse, elle est légèrement plus basse. Votre tension sera prise à chaque visite afin de vérifier qu'elle n'excède pas 140/90 mmHg. L'hypertension est un des symptômes de plusieurs maladies graves, dont la toxémie gravidique (*voir p. 23*).

UNE BONNE TENSION ▷
L'anxiété ou la peur de l'examen peuvent faire grimper les chiffres de la pression artérielle. Dans ce cas, il convient de reprendre la tension au repos.

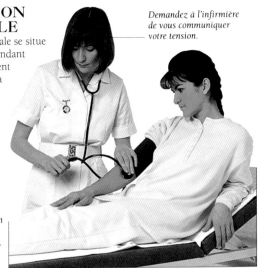

Demandez à l'infirmière de vous communiquer votre tension.

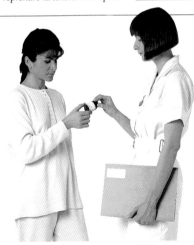

ATTENDEZ LE MILIEU DE VOTRE MICTION POUR PRÉLEVER L'URINE
Urinez dans les toilettes puis interrompez votre miction et recueillez les urines, dans un flacon stérile, au milieu du jet.

11 LES ANALYSES D'URINE

Elles seront réalisées à chaque visite pour détecter la présence :
■ de glucose qui, si sa présence dans les urines se répète, peut être un symptôme de diabète (*voir p. 22*) ;
■ de protéines, qui peuvent indiquer un mauvais fonctionnement rénal. Les protéines présentes à un stade avancé de la grossesse peuvent être un symptôme de toxémie gravidique (*voir p. 23*).

UN RÉSULTAT IMMÉDIAT
Après la toilette intime avec un désinfectant, recueillez vos urines dans un flacon stérile. Les résultats apparaîtront immédiatement grâce aux bandelettes réactives.

12 JAMBES, CHEVILLES ET MAINS

Le médecin ou le gynécologue examine vos jambes, vos chevilles et vos mains pour vérifier qu'elles ne sont pas enflées (qu'elles ne présentent pas d'œdème). Les varices sont dues au gonflement des veines des mollets et des cuisses qui peuvent devenir douloureuses.

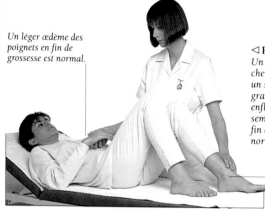

Un léger œdème des poignets en fin de grossesse est normal.

◁ **RECHERCHE D'ŒDÈME**
Un œdème très important des chevilles ou des mains peut être un symptôme de toxémie gravidique (voir p. 23). Un léger enflement dans les dernières semaines de grossesse, surtout en fin de journée, est en revanche normal.

Palpation des chevilles à la recherche d'un œdème

13 LA PALPATION DE L'ABDOMEN

Le médecin palpe doucement votre abdomen pour évaluer la taille de l'utérus, ce qui permet de contrôler la croissance du fœtus. D'autres examens seront effectués plus tard pour contrôler le positionnement correct du fœtus (tête en bas) puis, dans les dernières semaines, de l'engagement de sa tête dans le bassin.

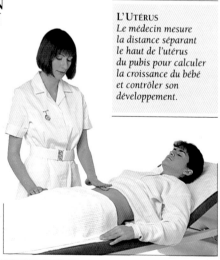

L'UTÉRUS
Le médecin mesure la distance séparant le haut de l'utérus du pubis pour calculer la croissance du bébé et contrôler son développement.

EXAMEN EXTERNE
En palpant votre ventre à chaque visite, le médecin note le développement du bébé par rapport au schéma de croissance «standard».

14 LE TOUCHER PELVIEN (OU VAGINAL)

Cet examen n'est pas systématique lors de la première visite, mais le médecin peut le pratiquer pour confirmer une grossesse ou pour s'assurer que l'entrée de l'utérus (le col) est bien fermée. Il peut aussi faire un frottis vaginal à la recherche de cellules anormales (précancéreuses). Le toucher n'est en aucun cas douloureux ou dangereux pour vous ou le bébé. Inutile donc de vous inquiéter. Les examens ne sont faits que pour garantir, à vous et au bébé, une grossesse en sécurité.

PREMIER EXAMEN ▽
Lors du premier examen, le praticien écoute votre cœur et vos poumons, examine vos seins à la recherche de grosseurs, de mamelons plats ou inversés (en vue de l'allaitement). Il peut aussi vérifier la santé de vos dents.

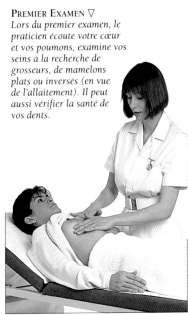

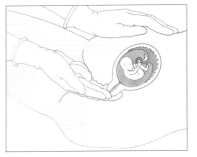

◁ PALPATION DE L'UTÉRUS
Le médecin introduit deux doigts gantés à l'intérieur du vagin et appuie doucement sur le ventre avec l'autre main. Cette manœuvre sera également l'occasion de mesurer la possibilité de passage de l'enfant lors de la délivrance.

15 LES NAUSÉES MATINALES

Souvent l'un des premiers signes de la grossesse, les nausées peuvent survenir à n'importe quel moment de la journée. Elles sont aggravées par la fatigue, certaines odeurs ou certains aliments. Elles apparaissent généralement lorsque vous êtes restée sans manger pendant longtemps, le matin, d'où le terme de «matinales». Ces nausées vont disparaître à la fin du premier trimestre mais peuvent resurgir à un stade plus avancé de la grossesse.Elles sont provoquées par les œstrogènes. Il n'existe pas de remède magique pour les faire disparaître mais des petites astuces pour les réduire. Évitez les aliments difficiles à digérer, essayez de manger légèrement et plus souvent et buvez beaucoup d'eau.

16 ÉCOUTER LE CŒUR DU BÉBÉ

Le cœur du bébé est perceptible à partir de la 14e semaine grâce à un stéthoscope électronique, un appareil que l'on place sur votre ventre et qui permet d'amplifier le rythme cardiaque fœtal par ultrasons afin que vous puissiez l'entendre. À partir de la 28e semaine, on peut aussi utiliser le stéthoscope d'accoucheur, un tube en forme de trompette. Le cœur du bébé bat à 140 pulsations par minute, c'est-à-dire 2 fois plus vite que celui d'un adulte.

▽ **AMPLIFIER LE CŒUR FŒTAL**
Les battements cardiaques du bébé sont perceptibles grâce au stéthoscope à ultrasons. Le cœur de votre bébé bat comme un cheval au galop !

LE STÉTHOSCOPE D'ACCOUCHEUR ▷
Le médecin utilise ce tube en forme de cornet ou de trompette pour écouter les pulsations cardiaques du bébé.

17 PRÉSENTATIONS FŒTALES

Parmi les très nombreuses abréviations utilisées par les médecins, les sages-femmes et les obstétriciens, figurent les différentes présentations du bébé dans l'utérus. Elles définissent la position de la partie arrière et basse de la tête (l'occiput) par rapport au reste du corps.
Les principales abréviations figurent ci-dessous :

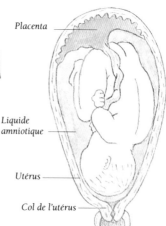

Placenta

Liquide amniotique

Utérus

Col de l'utérus

△ **OIGA**
(O = occipito ; I = iliaque ; G = gauche ; A = antérieur)
O = Occipito (partie postérieure de la tête), G = Gauche
A = Antérieur (orienté vers l'avant). L'occiput est tourné vers l'avant, sur la gauche.

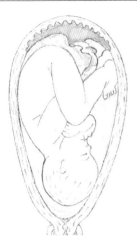

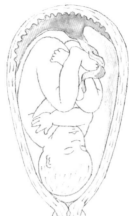

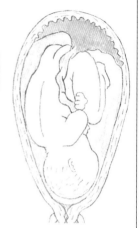

△ **OID**
L'occiput est tourné sur votre droite.

△ **OIDP**
L'occiput est tourné vers l'arrière, sur votre droite.

△ **OIDA**
L'occiput est tourné vers l'avant, sur votre droite.

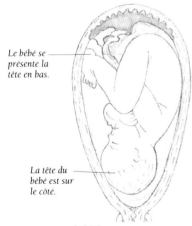

Le bébé se présente la tête en bas.

La tête du bébé est sur le côté.

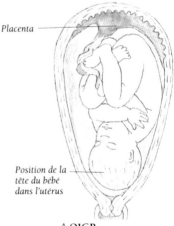

Placenta

Position de la tête du bébé dans l'utérus

△ **OIG**
L'occiput est tourné sur votre gauche.

△ **OIGP**
L'occiput est tourné en arrière, sur la gauche de l'utérus.

SOINS ET EXAMENS PARTICULIERS

18 L'ÉCHOGRAPHIE

L'échographie est un examen de routine. Elle permet de surveiller le bon développement du bébé. Mais elle peut également être effectué en cas de :
- problèmes de stérilité
- troubles abdominaux
- suspicion de fausse couche
- suspicion de grossesse multiple.

La première échographie s'effectue avant la 13ᵉ semaine. Partagez avec votre conjoint ces premiers instants où vous «voyez» votre bébé (sur l'écran).
La première échographie permet de surveiller son bon développement, mais il est encore trop tôt pour connaître son sexe.

LA PREMIÈRE ÉCHOGRAPHIE
La première échographie permet de déterminer l'âge du fœtus, la date du terme, la position du placenta dans l'utérus et le bon développement du bébé. L'échographie est un examen sans danger et indolore.

Le gel étalé sur l'abdomen permet d'éviter les bulles d'air qui gèneraient l'image et facilite la transmission des ultrasons.

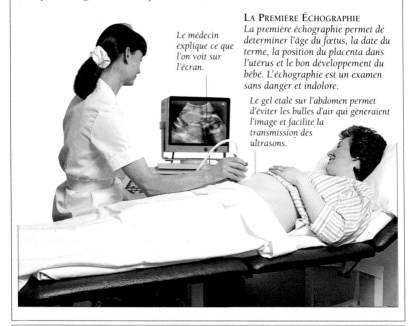

Le médecin explique ce que l'on voit sur l'écran.

19 DÉPISTER LES ANOMALIES

Certains examens permettent de détecter des anomalies telles que la trisomie 21. Grâce à l'amniocentèse (*voir p. 23*) et à la biopsie du chorion, on prélève des cellules fœtales qui sont mises en culture puis examinées.

Elles doivent renfermer le bon nombre de chromosomes (22 paires + la paire de chromosomes sexuels). Il est parfois important de déterminer le sexe du bébé car certaines maladies sont liées au sexe.

Types d'anomalies	Grossesses à risque	Méthodes de dépistage	Ce que l'on peut faire
Anomalies du développement Ces malformations se développent après la fécondation (spina-bifida par exemple)	Faible risque. Dues à une substance toxique ou à une infection au cours de la grossesse	L'échographie, l'amniocentèse (*voir p. 23*) ou un examen du sang permettent de dépister certaines malformations	Certaines de ces malformations peuvent être prévenues grâce à une bonne alimentation et aux vaccinations
Aberrations chromosomiques Anomalie affectant un chromosome au cours du développement de l'ovule et du spermatozoïde (trisomie 21)	Risques plus importants si la mère a plus de 35 ans ou si le père est âgé, mais ils ne sont pas nuls chez les couples jeunes	Analyse chromosomique des cellules fœtales (amniocentèse, biopsie du chorion ou examen du sang du fœtus)	Il n'existe aucun traitement. Vous devrez faire une étude chromosomique familiale avant une grossesse
Maladies génétiques L'hémophilie par exemple est due à un gène défectueux. Ces maladies sont donc héréditaires	Pratiquement aucun risque s'il n'y a pas d'antécédents familiaux. Les facteurs ethniques jouent aussi un rôle	En début de grossesse, l'amniocentèse et la biopsie du chorion permettent de dépister certaines maladies	Il existe des tests qui permettent aux couples de déterminer s'ils sont porteurs de certains de ces gènes défectueux

20 LE DIABÈTE

Cette affection empêche l'organisme d'assimiler le glucose, qui s'accumule alors dans le sang. Si vous êtes diabétique, contrôlez régulièrement votre glycémie (taux de glucose dans le sang) et veillez à ce qu'elle reste stable. Être diabétique n'est pas une contre-indication à la grossesse, sauf dans les cas particulièrement graves. Votre médecin vous prescrira un régime alimentaire spécifique et calculera votre dosage d'insuline. Hormis une surveillance plus rapprochée, la grossesse se déroule tout à fait normalement. Certaines femmes souffrent également d'une forme mineure de diabète au cours de la grossesse vers 5-6 mois, trouble qui disparaît fort heureusement après la naissance.

21 L'ANÉMIE

La plupart des femmes ont déjà une légère anémie (carence en fer et en acide folique) avant la grossesse. Mangez beaucoup d'aliments riches en fer (épinards, lentilles, viande rouge, œufs notamment) mais évitez ceux à base de foie. Il existe aussi des compléments à prendre après les repas. N'oubliez pas que la grossesse augmente considérablement les besoins en fer.

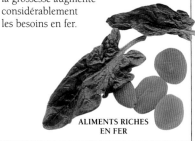

ALIMENTS RICHES EN FER

22 LA BÉANCE ISTHMIQUE

Lors d'une grossesse normale, le col de l'utérus reste fermé jusqu'au début du travail. Mais s'il est faible ou fonctionnellement déficient, il peut s'ouvrir prématurément. C'est une cause fréquente d'avortement spontané après le premier trimestre ; la prévention de ce problème est le cerclage du col.

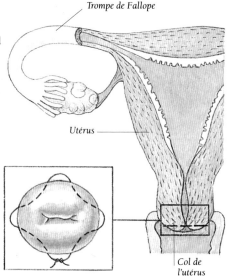

Trompe de Fallope

Utérus

Col de l'utérus

LE CERCLAGE DU COL ▷
En début de grossesse, on enserre le col à l'aide d'un fil en ligature circulaire. Le fil est coupé vers la fin de la grossesse, ou lorsque le travail commence.

23 LA TOXÉMIE GRAVIDIQUE (ou PRÉ-ÉCLAMPSIE)

C'est une maladie fréquente en fin de grossesse. Le principal symptôme est une élévation de la tension artérielle (supérieure à 140/90 mmttg), mais on peut également observer une prise de poids très importante, un œdème des chevilles, des pieds ou des mains et des traces de protéines dans les urines. Le traitement inclut le repos, un régime alimentaire moins salé et une médication pour faire baisser la pression artérielle.

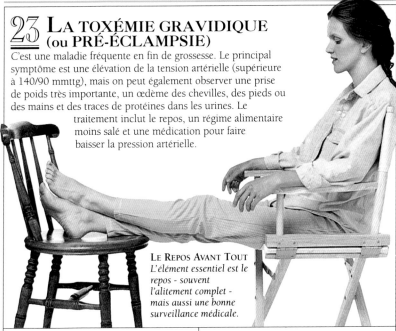

LE REPOS AVANT TOUT
L'élément essentiel est le repos - souvent l'alitement complet - mais aussi une bonne surveillance médicale.

24 LA FAUSSE COUCHE

La fausse couche est l'interruption de la grossesse avant la 28e semaine. En général, elle est due au développement anormal du fœtus. Environ une grossesse sur cinq aboutit à une fausse couche. La plupart se produisent au cours des cinq premières semaines, bien souvent avant que la grossesse ne soit connue. Les premiers symptômes sont de petits saignements. S'ils sont faibles et sans douleur, allongez-vous et appelez d'urgence un médecin. Dans bien des cas le fœtus peut être sauvé. Mais il peut aussi avoir été expulsé incomplètement, ce qui nécessite un petit curetage.

25 L'AMNIOCENTÈSE

Si vous avez plus de 35 ans, certaines maladies héréditaires dans la famille ou des taux élevés d'alpha-fœtoprotéines (AFP) dans le sang, on pourra vous proposer cet examen afin de dépister une éventuelle anomalie fœtale. Après une échographie, le praticien introduit une aiguille creuse dans l'utérus à travers la paroi abdominale et prélève un échantillon de liquide amniotique, liquide dans lequel baigne l'enfant et qui contient des cellules fœtales. Les résultats ne sont parfois connus qu'au bout de 3 semaines. Le risque de fausse couche due à l'examen se situe aux environs de 1%.

LES PRÉPARATIONS PRATIQUES

26 LES COURS DE PRÉPARATION

Les cours de préparation à la naissance vous permettent de vous préparer avec votre conjoint à l'accouchement et à l'apprentissage des soins à prodiguer au nouveau-né. Très enrichissants, tout particulièrement pour les nouveaux parents, ces cours sont l'occasion de parler de ses éventuelles angoisses, de ses problèmes ou de demander des conseils.
Le réseau des futures mamans pourra vous être d'un grand soutien.

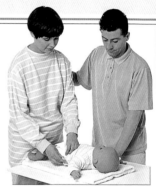

APPRENDRE LES PREMIERS GESTES

27 LES PROJETS D'ACCOUCHEMENT

Le projet d'accouchement consiste à choisir le type d'accouchement et à faire part à l'équipe médicale des points particuliers qui vous tiennent à cœur. Discutez-en avec le médecin, la sage-femme et la personne chargée des cours de préparation à la naissance et voyez si vos désirs peuvent être satisfaits dans l'hôpital de votre choix. N'oubliez pas qu'ils doivent être compatibles avec les impératifs médicaux et ne vous découragez pas si le personnel hospitalier se montre peu optimiste. Prenez votre décision en total accord avec votre conjoint.

28 VOTRE PROJET D'ACCOUCHEMENT

Après avoir étudié tous les points qui vous semblaient importants, notez-les sur une feuille que vous signez et remettez à l'équipe médicale au moins un mois avant l'accouchement.
Notez vos besoins alimentaires spécifiques ; le nom de la personne qui sera à vos côtés pendant l'accouchement ; les moyens ou techniques antidouleur préférentiels, pour le monitoring, le mode d'allaitement décidé.

29 L'ALLAITEMENT

Tout ce qu'il faut savoir sur l'allaitement maternel vous sera expliqué lors des cours de préparation à l'accouchement, mais discutez-en avec d'autres mamans ou d'autres médecins. Après avoir pesé le pour et le contre, c'est à vous et à vous seule de prendre une décision qui soit conforme à votre style de vie et à vos envies. Si vous avez une préférence pour l'allaitement artificiel, attendez la naissance avant de prendre votre décision finale (*voir p. 69*). Le meilleur moyen est de rencontrer une maman qui a vécu cette expérience de l'allaitement et de suivre ses conseils.

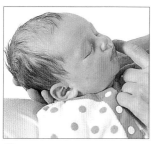

1 △ Instinctivement, votre bébé cherchera le mamelon pour téter - c'est ce que l'on appelle le réflexe cardinal. Vous pouvez le provoquer en lui caressant le pourtour des lèvres.

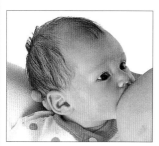

2 △ Le bébé ne suce pas le sein mais le «tète», ses mâchoires faisant pression sur la base de l'aréole (c'est-à-dire le cercle plus foncé qui entoure le mamelon).

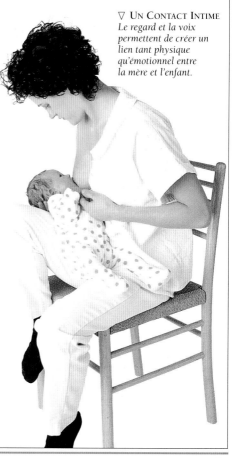

▽ **UN CONTACT INTIME**
Le regard et la voix permettent de créer un lien tant physique qu'émotionnel entre la mère et l'enfant.

30 LA GARDE-ROBE

Jusqu'au sixième mois, vous pourrez certainement porter vos tenues habituelles à condition qu'elles soient amples. Mais, acheter une nouvelle garde-robe est excellent pour le moral d'autant que rien ne vous oblige à choisir des habits de grossesse. Sachez que vous aurez chaud plus vite. Préférez les vêtements en coton ou en fibres naturelles et évitez les tenues trop serrées : aujourd'hui les textiles extensibles vous permettent les «près du corps» !

Le buste des robes doit être suffisamment large car vos seins vont gonfler.

◁ **XXL !**
Les T-shirts, les chemises, les sweats et les pull-overs superlarges, détendus ou amples seront parfaits. Choisissez la plus grande taille.

Tous vos vêtements doivent être souples au niveau de la taille.

Choisissez des pantalons de survêtement à la taille ajustable que vous pouvez agrandir au fur et à mesure que votre ventre s'arrondit.

LES CHAUSSURES
Portez des chaussures confortables à talons bas (au maximum de 3cm de haut car au-delà, votre centre de gravité est déporté en avant). Évitez les chaussures à lacets qui risquent d'être difficiles à mettre en fin de grossesse !

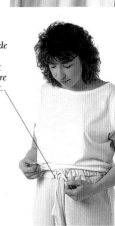

31 SOUTIENS-GORGE D'ALLAITEMENT

Prévoyez au moins deux soutiens-gorge s'ouvrant sur le devant si vous voulez allaiter votre enfant. Attendez la 36ᵉ semaine pour les acheter car vos seins vont gonfler en fin de grossesse.

Il en existe deux sortes : ceux dont seuls les bonnets s'ouvrent pour laisser passer le mamelon et ceux qui s'ouvrent entièrement sur le devant, dévoilant toute la poitrine. Avec les seconds, les nouveau-nés sont davantage en contact avec le sein maternel pendant la tétée.

Ouverture sur l'avant pour l'allaitement au sein

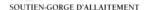

SOUTIEN-GORGE D'ALLAITEMENT

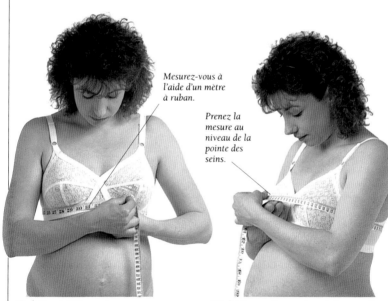

Mesurez-vous à l'aide d'un mètre à ruban.

Prenez la mesure au niveau de la pointe des seins.

1 △ Vers la 36ᵉ semaine, mettez un soutien-gorge de grossesse et, avec un mètre, mesurez le tour de dessous de poitrine pour connaître votre taille de soutien-gorge.

2 △ Mesurez le tour de poitrine, au niveau de la pointe des seins, pour connaître votre taille de bonnet. Si vous n'êtes pas certaine de votre mensuration, demandez à une vendeuse de vous aider.

32 PRÉPARER SA VALISE

Un mois environ avant la date prévue, vérifiez que tout est prêt pour accueillir le bébé. C'est le moment idéal pour préparer votre valise pour l'hôpital ou pour organiser votre accouchement à domicile si c'est l'option que vous avez choisie. Inutile de vous surcharger, suivez attentivement la liste que l'hôpital vous fournit généralement, sans oublier votre sèche-cheveux, un brumisateur d'eau minérale, quelques subsides de fruits secs ou autres petites douceurs appréciables en cas de travail prolongé, votre appareil photo et même votre musique favorite !

EFFETS PERSONNELS
Prévoyez votre trousse de toilette habituelle sans oublier vos petites affaires personnelles (maquillage, shampoing, brumisateur…).

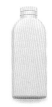

△ TALC

△ TROUSSE DE TOILETTE

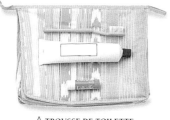

▽ ÉPONGE

△ DÉODORANT

Un T-shirt ample ou une chemise de nuit ouverte sur l'avant pour l'après-naissance.

SERVIETTES, GANTS DE TOILETTE ET SAVON ▽

Une paire de chaussettes épaisses pour le cas où vous auriez froid en fin de travail.

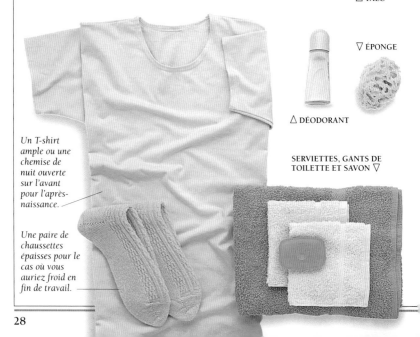

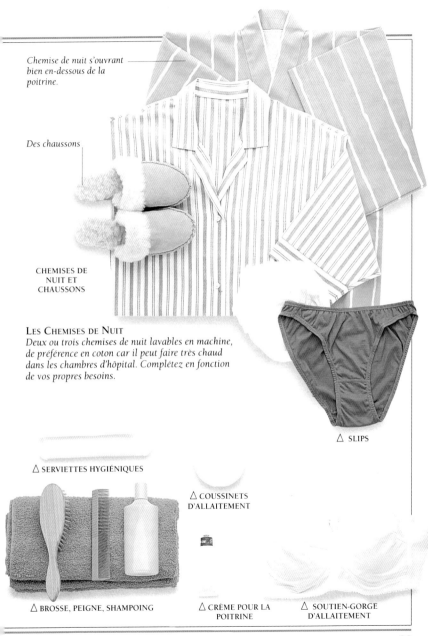

Chemise de nuit s'ouvrant
bien en-dessous de la
poitrine.

Des chaussons

CHEMISES DE
NUIT ET
CHAUSSONS

LES CHEMISES DE NUIT

*Deux ou trois chemises de nuit lavables en machine,
de préférence en coton car il peut faire très chaud
dans les chambres d'hôpital. Complétez en fonction
de vos propres besoins.*

△ SLIPS

△ SERVIETTES HYGIÉNIQUES

△ COUSSINETS
D'ALLAITEMENT

△ BROSSE, PEIGNE, SHAMPOING

△ CRÈME POUR LA
POITRINE

△ SOUTIEN-GORGE
D'ALLAITEMENT

33 COMMUNIQUER AVEC LE FŒTUS

Faire connaissance et communiquer avec son bébé in utero est une expérience émouvante, tant pour le père que pour la mère. Le fœtus est capable de sentir, de voir, d'entendre et de percevoir les émotions de sa mère à travers certaines substances chimiques, comme les endorphines (sécrétées lorsqu'on est heureux), et de répondre par des coups de pied ou de poing. Parlez-lui, touchez-le ou calmez-le en caressant doucement votre ventre.

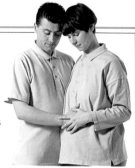

CARESSEZ DOUCEMENT
VOTRE VENTRE

34 TABLEAU DES COUPS DONNÉS

Le nombre de coups donnés par le fœtus sur une durée de 6 heures est une bonne indication de son bien-être pendant le troisième trimestre. Établissez un tableau identique à celui ci-dessous, sur lequel vous notez l'heure à laquelle vous percevez au moins cinq coups. Si vous ressentez moins de cinq mouvements, inscrivez-le en bas du tableau.

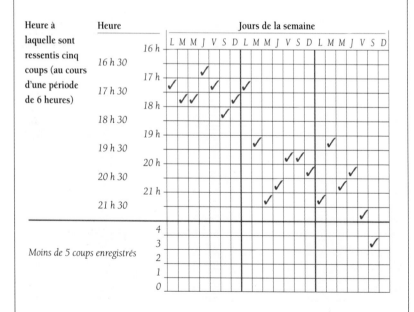

Heure à laquelle sont ressentis cinq coups (au cours d'une période de 6 heures)

Heure	L	M	M	J	V	S	D	L	M	M	J	V	S	D	L	M	M	J	V	S	D
16 h																					
16 h 30																					
17 h				✓																	
17 h 30	✓				✓			✓													
18 h		✓	✓								✓										
18 h 30							✓														
19 h																					
19 h 30											✓							✓			
20 h													✓	✓							
20 h 30													✓						✓		
21 h												✓								✓	
21 h 30											✓									✓	

Moins de 5 coups enregistrés

	L	M	M	J	V	S	D	L	M	M	J	V	S	D	L	M	M	J	V	S	D
4																					
3																				✓	
2																					
1																					
0																					

35 PRENDRE DES FORCES

Votre alimentation doit être suffisamment riche en calcium (laitages, pain, fromage frais), protéines (volaille, poisson ou œuf), vitamine C (oranges, choux de Bruxelles, tomates), fibres (pain complet, haricots, raisins), acide folique (brocolis, épinards) et fer (thon, épinards, abricots secs). Choisissez tous les jours quelques-uns de ces aliments : fromage, épinards, oranges, raisin, sardines, poulet et poisson.

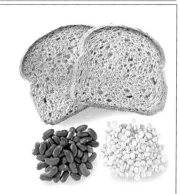

ALIMENTS RICHES EN CALCIUM ▷
Les légumes verts, les sardines, le fromage et les laitages favorisent la formation des dents et des os du bébé. Pendant la grossesse, il faut doubler votre apport en calcium.

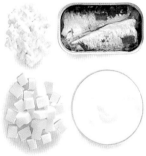

△ ALIMENTS COMPLETS
Les glucides complexes sont présents dans l'orge cuit, le riz complet, le pain complet, les haricots, les pois chiches, les lentilles et les petits pois. Ces aliments contiennent des fibres et préviennent la constipation - trouble fréquent chez la femme enceinte.

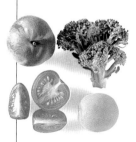

△ ALIMENTS RICHES EN VITAMINE A
Présente dans les légumes verts ou les légumes comme les tomates ou les brocolis, la vitamine A participe au développement du système nerveux central du bébé.

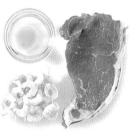

△ ALIMENTS RICHES EN PROTÉINES
Le fromage, le lait, les laitages, la viande et le poisson renferment des protéines dites complètes. Préférez les viandes maigres, qui contiennent moins de graisses.

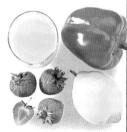

△ ALIMENTS RICHES EN VITAMINE C
On trouve la vitamine C notamment dans le poivron rouge, les fraises, les kiwis et les oranges. Elle participe à la formation du placenta et à la lutte contre les infections.

36 PRENDRE SOIN DE VOTRE CORPS

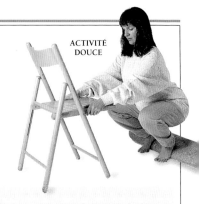

ACTIVITÉ
DOUCE

En raison des pressions supplémentaires et des changements hormonaux survenant lors de la grossesse, vous devez prendre particulièrement soin de votre corps. Grâce au repos, à une alimentation saine et équilibrée, à une activité sportive douce (natation par exemple) et aux exercices de relaxation, vous serez en forme et détendue.

Symptômes et remèdes

Maux	Ce qu'il faut faire	Maux	Ce qu'il faut faire
Essoufflement En fin de grossesse, le bébé appuie sur le diaphragme ; vous pouvez vous sentir essoufflée, ne serait-ce qu'en montant un escalier	Reposez-vous beaucoup ; mettez-vous accroupie s'il n'y a pas de chaise à proximité ; calez-vous à l'aide d'un oreiller pour dormir. Consultez votre médecin	**Transpiration** Due à un afflux de sang sous la peau. Sueurs après un faible effort, chaleurs nocturnes	Portez des tenues en coton et évitez les matières synthétiques ; buvez beaucoup d'eau, et gardez les fenêtres ouvertes
Faiblesse Vous avez la tête qui tourne et le besoin de vous asseoir ou de vous allonger. C'est dû à la baisse de votre pression artérielle pendant la grossesse	Ne restez pas trop longtemps debout. Asseyez-vous et mettez la tête entre les genoux. Relevez-vous lentement d'un bain chaud ou d'une position couchée	**Doigts enflés et ankylosés** Léger œdème par temps chaud et doigts ankylosés au réveil, impossible de mettre les bagues	Reposez-vous, les pieds surélevés. Étirez doucement les pieds et levez les bras. Pliez chaque doigt. Consultez votre médecin si la gêne persiste ou est importante
Crampes Contractions musculaires douloureuses, survenant souvant la nuit, généralement dans les mollets et les pieds	Massez et frottez le pied ou le mollet endolori, marchez un peu afin de rétablir la circulation sanguine. Prenez des compléments de calcium, de magnésium et de vitamine D	**Varices** Jambes douloureuses, veines des mollets et des cuisses enflées, fréquent en fin de grossesse ou en cas d'obésité	Reposez-vous les pieds surélevés par un ou deux coussins ; placez un oreiller au creux du dos ; portez des bas de contention.

37 CHANGEMENT DE STYLE DE VIE

Évitez tout médicament (sauf avis médical) au cours du premier trimestre, arrêtez de fumer et réduisez votre consommation d'alcool sous toutes ses formes. Le tabagisme passif étant nocif, fuyez les atmosphères enfumées ainsi que les environnements trop bruyants. Évitez tout contact avec la viande crue et les animaux domestiques, surtout les chats.

MÉDICAMENTS

38 GROSSESSE ET VIE PROFESSIONNELLE

Certains métiers comportent des risques pour la femme enceinte, notamment ceux exposant aux rayons X, à des substances chimiques dangereuses (produits utilisés pour le nettoyage à sec, vapeurs de peinture ou solvants). Le bruit est également un facteur de risque. Contrairement à une idée répandue, les écrans d'ordinateur ne sont pas préjudiciables. Comme à la maison, évitez les atmosphères confinées, polluées.

39 LES CONGÉS MATERNITÉ

Renseignez-vous sur vos droits en matière de congés maternité et informez votre employeur par écrit de vos intentions (reprendre le travail après la naissance, ou vous occuper de votre enfant). Si vous êtes en bonne santé, que votre grossesse se déroule normalement et que votre travail ne vous expose à aucun risque, vous pourrez travailler jusqu'à la 36e semaine.

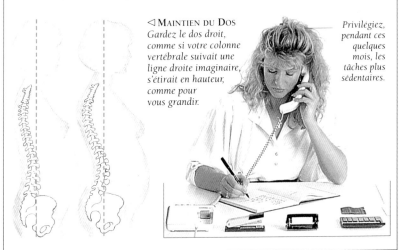

◁ MAINTIEN DU DOS
Gardez le dos droit, comme si votre colonne vertébrale suivait une ligne droite imaginaire, s'étirait en hauteur, comme pour vous grandir.

Privilégiez, pendant ces quelques mois, les tâches plus sédentaires.

LE CHOIX DU LIEU DE L'ACCOUCHEMENT

40 LES HÔPITAUX

La plupart des naissances ont lieu en milieu hospitalier. Les hôpitaux sont souvent choisis pour leur réputation de sécurité car ils offrent tout l'équipement nécessaire pour soulager la douleur, surveiller le bébé à naître ou pour intervenir au cours de l'accouchement si nécessaire.

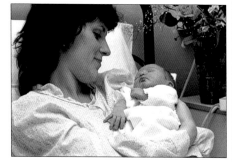

△ UNE QUESTION DE CONFIANCE
Si vous attendez votre premier enfant, la présence du personnel hospitalier et des autres mères peut être rassurante. Vous pourrez également bénéficier de soins d'urgence en cas de nécessité.

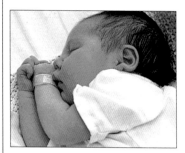

41 LES MAISONS DE NAISSANCE

Dans certaines régions il existe des maisons de naissance. Vous serez assisté par une sage-femme. Pour connaître la maison de naissance la plus près de chez vous appelez votre CLSC.

△ LA DURÉE DU SÉJOUR
En fonction de la situation, vous pourrez quitter l'hôpital dès le lendemain de l'accouchement ou jusqu'à 5 jours après.

42 ACCOUCHEMENT À DOMICILE

Le médecin ou la sage-femme qui vous accouchera s'assurera que la chambre dans laquelle vous désirez mettre votre enfant au monde répond à certains impératifs. Il vous faut :

■ une chambre suffisamment chauffée et bien éclairée ;

■ un lit en pleine lumière, accessible des deux côtés ;

■ beaucoup d'eau chaude ;

■ un sol facile à laver - si vous ne pouvez pas retirer la moquette, recouvrez-la d'une toile protectrice ;

■ une toile en plastique qui recouvre le matelas ;

■ un grand nombre de bassines et de cruches si la chambre est dépourvue de lavabo.

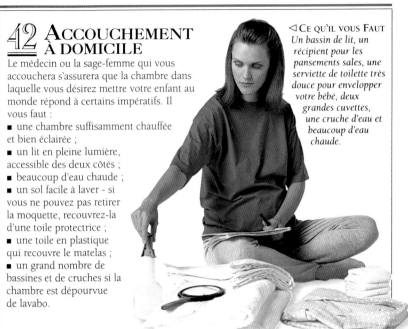

◁ CE QU'IL VOUS FAUT
Un bassin de lit, un récipient pour les pansements sales, une serviette de toilette très douce pour envelopper votre bébé, deux grandes cuvettes, une cruche d'eau et beaucoup d'eau chaude.

43 LES AVANTAGES

Si vous êtes âgée de moins de 35 ans, en bonne santé, si votre grossesse s'est déroulée normalement et que vous avez déjà un ou deux enfants nés sans complication, l'accouchement à domicile ne devrait présenter aucun danger. Les risques d'infection pourront même être moindres (les microbes étant souvent plus nombreux dans les hôpitaux !). L'angoisse de l'allaitement au sein disparaîtra et vos enfants accueilleront ce nouveau venu plus facilement.

44 LES INCONVÉNIENTS

Vous risquez de vous heurter à d'énormes difficultés pour trouver un médecin qui accepte de réaliser un accouchement à domicile. Beaucoup refuseront, surtout s'ils pensent qu'il y a un risque de complications, même minime, requérant l'équipement hospitalier. Pensez aussi que si vous avez des enfants, il vous sera difficile de vous reposer après la naissance. Chez vous, vous serez toujours sollicitée, même si votre conjoint ou votre famille font le maximum pour vous aider !

45 Accouchement en milieu aquatique

Un bon bain chaud pendant le travail est très relaxant et semble souvent atténuer la douleur. Certains hôpitaux sont équipés de bassins d'accouchement suffisamment grands pour vous permettre de bouger et de trouver la position qui vous convient en laissant l'eau porter votre corps. Les adeptes de cette méthode assurent que la naissance en milieu aquatique est plus douce et moins traumatisante pour l'enfant. Si vous décidez d'accoucher dans l'eau, amenez le nouveau-né doucement à la surface dès qu'il est né ; il est incapable de respirer dans l'eau.

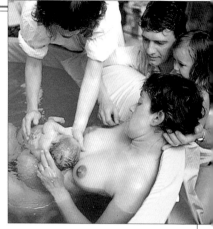

△ Le Bassin d'Accouchement
L'accouchement dans l'eau présente surtout l'avantage de calmer les douleurs et les contractions de la parturiente. C'est aussi une formule moins invasive, qui favorise la relaxation de la mère.

46 Les inconvénients

Si vous avez opté pour l'accouchement en milieu aquatique, vous devez choisir une structure médicale ou une sage-femme ayant l'expérience de ce type d'accouchement. Une mauvaise température peut avoir de graves conséquences : trop chaude, l'eau est fatigante pour la mère et risque d'augmenter le rythme cardiaque du bébé ; trop froide, le confort est moins grand et peut provoquer chez l'enfant un hoquet réflexe qui lui fait avaler de l'eau. Si l'accouchement a lieu en piscine, il sera plus difficile au médecin ou à la sage-femme de vous assister physiquement.

47 Accouchement «naturel»

Fondée sur le fait que la douleur est liée à la peur et à l'appréhension, cette méthode privilégie les techniques de relaxation et de respiration qui doivent être répétées à chaque cours de préparation à la naissance. L'accouchement naturel ne peut cependant pas vous garantir que vous accoucherez sans douleur.

Un peu de Réalisme ▷
C'est votre droit de vous préparer à un accouchement naturel, sans oublier que vous pourrez toujours avoir recours aux aides antalgiques dès que vous en ressentirez le besoin.

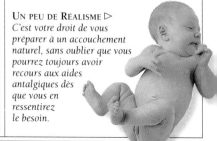

LE DÉBUT DU TRAVAIL

48 RECONNAÎTRE LE DÉBUT DU TRAVAIL

Vous reconnaîtrez le déclenchement du travail même si les premières contractions risquent d'être confondues avec celles des dernières semaines de la grossesse.
Signes à surveiller :

- La perte du bouchon muqueux, glaires épaisses et sanglantes qui bloquent le col de l'utérus et sont évacuées par le vagin.
- La rupture des membranes (la poche des eaux qui entoure le bébé). Cette rupture peut être franche mais il s'agit bien souvent plutôt d'un filet, car si la tête du bébé est engagée, elle endigue l'écoulement.
- Les contractions de travail, au début sourdes au niveau du dos, deviennent lancinantes dans les cuisses puis dans le ventre (ressemblant alors à de violentes crampes menstruelles).

APAISER LES CONTRACTIONS ▷
Essayez de vous mettre dans la position qui soulage au mieux vos douleurs et de vous détendre.

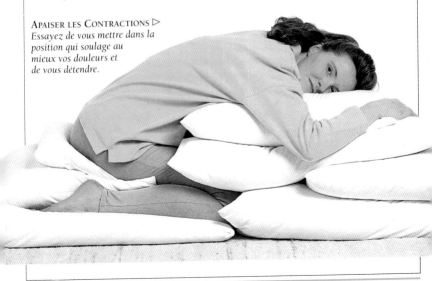

49 LE FAUX TRAVAIL

L'utérus se contracte au fur et à mesure qu'avance la grossesse, les contractions devenant plus fortes et plus perceptibles durant les dernières semaines (ce sont les contractions de Braxton-Hicks). Il n'est pas toujours aisé de distinguer le faux du vrai travail. Les vraies contractions sont régulières, et avec le temps, se rapprochent et s'intensifient. Si vous avez un doute, chronométrez-les.

50 MESURER VOS CONTRACTIONS

Le travail peut débuter par une sourde douleur dans le bas du dos ou des douleurs lancinantes dans les cuisses. Les contractions au niveau du ventre ressemblent à de violentes douleurs menstruelles. Lorsque les contractions deviennent régulières, mesurez-les sur une heure, en notant le début et la fin de chacune. Avec le temps, elles seront plus intenses et plus rapprochées.

51 L'ARRIVÉE À L'HÔPITAL

Une fois le travail installé, les contractions durent environ 40 secondes. Au début, elles seront très espacées (une toutes les 15 à 20 minutes). Attendez tranquillement chez vous et ne partez que lorsqu'elles surviennent toutes les 5 minutes environ ou si elles sont très douloureuses.
Pas de panique, dès votre arrivée à l'hôpital, vous serez accueillie par une infirmière, qui vous posera quelques questions. La présence d'une amie ou de votre conjoint vous sera précieuse.

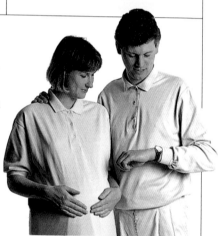

SURVEILLEZ VOS CONTRACTIONS

52 PREMIERS EXAMENS, PREMIÈRES QUESTIONS

À votre arrivée à l'hôpital, l'infirmière vous questionnera sur la fréquence de vos contractions. Elle vous demandera également si vous avez perdu le bouchon muqueux (glaires épaisses et sanglantes obstruant le col de l'utérus) ou si vous avez rompu la poche des eaux.

53 LE TRAVAIL DU COL

Le col est maintenu fermé par un anneau de muscles. Au cours de la première phase, dite d'effacement du col, la longueur du col disparaît progressivement. Cette phase est suivie de la dilatation proprement dite - l'anneau cervical s'ouvre et augmente de diamètre afin de laisser passer le bébé, qui est expulsé lorsque la dilatation est complète. Plus le col est dilaté, plus vous êtes proche de l'accouchement.

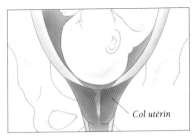

Col utérin

1 △ Le col utérin est un canal tonique aux parois épaisses mesurant environ 2,5 cm de long. Il s'ouvre pendant le travail pour atteindre 10 cm de diamètre.

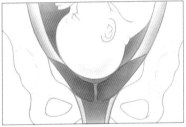

2 △ Les changement hormonaux et les contractions utérines assouplissent progressivement le col qui perd sa tonicité, se rétracte et s'efface.

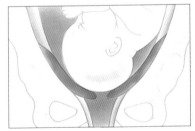

3 △ À la fin de la première phase de travail, la longueur du col a totalement disparu. Les contractions deviennent alors plus intenses et dilatent le col.

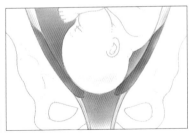

4 △ À 7,5 cm, l'infirmière sent parfaitement le col dilaté autour de la tête du bébé. Grâce à un graphique, elle peut surveiller la progression de la dilatation.

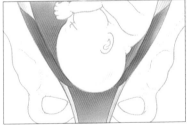

5 △ À 10 cm, le col est devenu imperceptible et donc complètement dilaté. Le vagin et l'utérus forment maintenant un canal continu pour permettre le passage de l'enfant.

54 TROUVER UNE POSITION DE CONFORT

Les mêmes positions ne vous
sembleront pas aussi confortables
à toutes les périodes du travail.
Testez en plusieurs et entraînez-vous
pendant votre grossesse, afin de
connaître les réactions de votre corps.
Votre conjoint, ou toute autre personne,
peut vous accompagner physiquement
et partager vos émotions. La personne
de votre choix peut vous soutenir, masser
votre dos, vous apaiser ou vous
réconforter selon vos besoins.

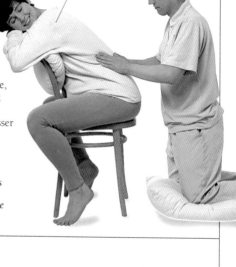

Laissez tomber les épaules.

ASSISE
*Assise face au dossier de la chaise, jambes
écartées, tête reposant sur les bras, faites
porter votre poids vers l'avant pendant que
votre conjoint vous masse.*

55 DEBOUT OU À GENOUX

Pendant les premières contractions, soutenez-
vous à un mur, au dossier d'une chaise ou
à votre lit d'hôpital. Mettez-vous à genoux
si vous vous sentez mieux et installez-vous
sur un coussin pour éviter le contact froid
avec le sol. Basculez doucement
le bassin vers l'avant puis vers l'arrière
si cela peut soulager votre mal
de dos.

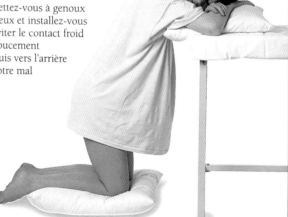

À GENOUX
*Laissez-vous guider par
votre corps. Certaines
femmes préfèrent rester
debout et marcher,
d'autres se mettent
à genoux pour
soulager la tension.*

56 ASSISE, BUSTE VERS L'AVANT

Beaucoup de femmes trouvent confortable
de s'asseoir sur une chaise, face au dossier,
les jambes écartées de chaque côté.
Si tel est votre cas, placez un coussin
ou un oreiller sur le dossier de la chaise
et posez la tête sur vos bras. Vous pouvez
également vous asseoir sur un coussin. Autre
possibilité : pour soutenir votre corps,
appuyez-vous sur votre conjoint, une porte,
un comptoir ou un évier.

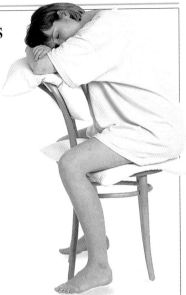

LE DOS DROIT
*Lorsque vous êtes assise, gardez le dos
droit, mais que cela ne vous empêche pas
de vous asseoir sur des coussins ou des
oreillers ni de vous appuyer sur votre
partenaire pour vous soutenir.*

57 À GENOUX, BUSTE VERS L'AVANT

Jambes écartées, agenouillez-vous sur le sol, en soutenant le haut du corps par une pile d'oreillers ou de coussins. Essayez de rester aussi étirée en hauteur que possible et asseyez-vous sur le côté entre les contractions. Pour soulager votre mal de dos (du fait de la position du bébé et notamment de la pression exercée par sa tête), essayez de lever les fesses tout en gardant la tête au sol, posée sur les oreillers. Gardez le dos droit.

SOULAGER LA PRESSION
*Cette position à genoux
pourra diminuer la
pression exercée par
le bébé dans le bas
du dos.*

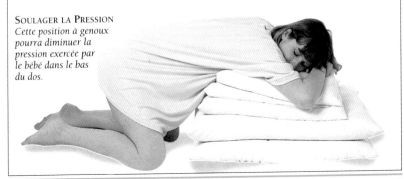

58 SOULAGER LE MAL DE DOS

Afin de mieux supporter les contractions et le mal de dos, mettez-vous à quatre pattes sur le sol, le dos droit et non voûté. Si le sol vous semble trop dur, installez-vous sur un matelas ou si vous n'y parvenez pas, placez un oreiller ou un coussin sous vos genoux. Entre les contractions, posez la tête sur les bras repliés ou asseyez-vous sur vos talons.

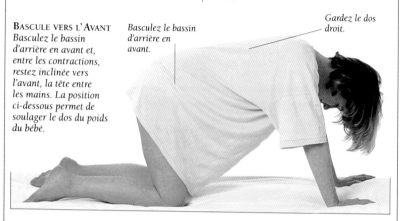

BASCULE VERS L'AVANT
Basculez le bassin d'arrière en avant et, entre les contractions, restez inclinée vers l'avant, la tête entre les mains. La position ci-dessous permet de soulager le dos du poids du bébé.

Basculez le bassin d'arrière en avant.

Gardez le dos droit.

59 MASSER LE BAS DU DOS

Demandez à votre conjoint de vous masser le bas du dos en effectuant des mouvements circulaires fermes avec la paume de la main.
Utilisez de l'huile, une crème de massage neutre ou même du lait de toilette pour éviter les frottements désagréables.
Les massages auront pour effet de soulager la douleur, de vous décontracter et de vous procurer une sensation de bien-être.

DES MAINS APAISANTES
Les mains de votre conjoint sauront vous apaiser et faire diversion entre les contractions.

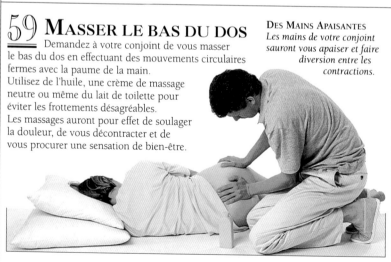

60 LE RÔLE DU CONJOINT

Le rôle de la personne aux côtés de la maman pendant l'accouchement est d'apporter un réconfort et un soutien moral et physique, de l'encourager et de la féliciter. Elle doit rester calme, même si la future maman s'impatiente, se décourage. Elle doit être à la disposition de la maman.
C'est le moment de répéter les différentes respirations apprises, d'éponger son front, de lui tenir la main, de la prendre dans ses bras, de lui masser le dos ou de lui proposer une boisson.

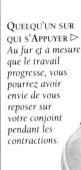

QUELQU'UN SUR QUI S'APPUYER ▷
Au fur et à mesure que le travail progresse, vous pourrez avoir envie de vous reposer sur votre conjoint pendant les contractions.

Gardez les pieds écartés.

61 RESPIRATION : PREMIÈRE PHASE

Respirez profondément et régulièrement au début et à la fin de chaque contraction - en inspirant par le nez et en expirant par la bouche. Lorsque la contraction atteint son pic, adoptez la respiration haletante, dite «du petit chien».

Respirations profondes
Inspiration
Respiration superficielle (ou haletante)
Respirations profondes
Expiration
Pic

LA RESPIRATION SUPERFICIELLE («DU PETIT CHIEN»)
Au plus fort de la contraction, pratiquez la respiration «du petit chien» pendant un court instant seulement pour éviter d'avoir la tête qui tourne.

62 RESPIRATION : PHASE DE TRANSITION

À ce stade, les contractions peuvent durer jusqu'à 1 minute et survenir toutes les minutes : pour ne pas pousser trop tôt, pratiquez la respiration dite «de la bougie». Lorsque la douleur s'est estompée, expirez lentement et régulièrement.

Inspiration
Expiration   Soufflez   Soufflez
Expirez doucement

LA RESPIRATION «DE LA BOUGIE»
Au cours de la seconde période du travail, les courtes inspirations et expirations vous aideront à ne pas pousser trop tôt.

63 GÉRER VOS CONTRACTIONS

Lorsque les contractions sont devenues plus intenses et plus rapprochées, essayez les différentes positions que vous avez apprises (*voir p. 40 à 43*) afin de trouver celle qui vous convient. Si vous voulez vous allonger, faites-le sur le côté et non sur le dos. Placez plusieurs oreillers sous votre tête et vos cuisses si nécessaire. Pensez à vos exercices de respiration.

Supporter les contractions

■ Entre les contractions, ne restez pas immobile. Vous supporterez mieux la douleur physique.

■ Concentrez-vous sur votre respiration pour détacher votre esprit des contractions.

■ Détendez-vous entre chaque contraction afin de récupérer.

■ Urinez le plus souvent possible pour éviter que votre vessie ne gêne l'utérus.

■ Essayez de rester debout pour que la tête du bébé appuie fortement sur le col utérin. Cela augmente l'intensité des contractions.

■ Pour soulager la douleur, n'hésitez pas, exprimez-vous, chantez, gémissez ou pleurez. Ne vous retenez pas et n'ayez aucune honte.

■ Vous pouvez également fixer votre attention sur un point précis, un endroit ou un objet pour détourner votre attention de la douleur.

64 POUSSER OU NE PAS POUSSER ?

La période la plus difficile du travail se situe souvent à la fin de la première phase (appelée «transition») lorsque les contractions sont les plus fortes mais que la dilatation du col n'est pas encore totale.

Arrivée à cette phase, vous ressentirez une envie de pousser, mais s'il est trop tôt, le col risque de gonfler. Faites part à l'infirmière de votre envie de pousser pour qu'elle vérifie votre degré de dilatation.

ARRÊTER DE POUSSER
Si l'infirmière vous dit que la dilatation n'est pas complète, appliquez la respiration dite «de la bougie» dans cette position.

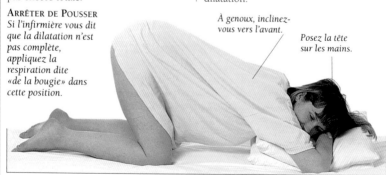

À genoux, inclinez-vous vers l'avant.

Posez la tête sur les mains.

SOULAGER LA DOULEUR

65 SOULAGER LA DOULEUR : LES OPTIONS

Quelle que soit votre détermination à ne pas avoir recours à la médecine pour soulager la douleur, il se peut qu'une fois les contractions démarrées, vous vous aperceviez qu'elle est plus forte vous ne l'imaginiez. Il est possible de vous aider. Certains médicaments pénètrent dans le sang du bébé, d'autres non, et ne présentent aucun danger ni pour vous ni pour l'enfant. N'hésitez pas à en demander.

VOS PRÉFÉRENCES
Donnez clairement vos préférences. Vous pouvez très bien être favorable au gaz et aux stimulations électriques, mais être opposée à toute forme médicamenteuse. Dites-le au personnel médical.

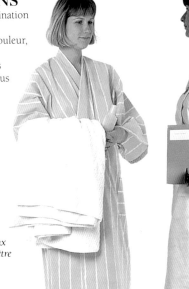

66 LA PÉTHIDINE

La péthidine est un analgésique qui a un effet calmant, relaxant, et même un peu somnifère, mais qui ne coupe pas de la réalité. Vous ne vous sentirez peut-être pas très bien ou éprouverez une sensation d'ivresse et n'aurez aucune envie de bouger. La péthidine est généralement administrée par voie intraveineuse et agit en 20 minutes pour une durée de 2 à 3 heures. Souvent donnée dès la première phase de travail pour calmer l'anxiété de la maman, elle peut entraîner chez l'enfant une somnolence qui disparaîtra peu après la naissance.

67 L'ANESTHÉSIE PÉRIDURALE

La péridurale consiste à injecter un produit analgésique dans la colonne vertébrale, qui anesthésie la moitié inférieure du corps pendant environ deux heures. Elle supprime totalement la douleur, mais l'injection doit être parfaitement calculée car il faut que son effet se soit dissipé à la fin de la seconde période de travail pour que la poussée soit efficace et pas trop longue.

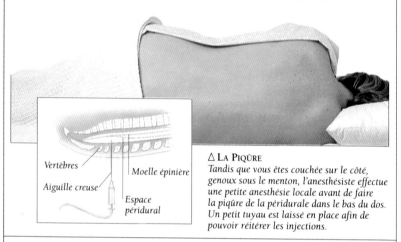

Vertèbres

Moelle épinière

Aiguille creuse

Espace péridural

△ **La Piqûre**
Tandis que vous êtes couchée sur le côté, genoux sous le menton, l'anesthésiste effectue une petite anesthésie locale avant de faire la piqûre de la péridurale dans le bas du dos. Un petit tuyau est laissé en place afin de pouvoir réitérer les injections.

68 LES GAZ

Le gaz est un mélange d'oxygène et de protoxyde d'azote qui soulage efficacement la douleur tout en étant moins invasif que la péridurale. C'est également une méthode extrêmement souple car vous inhalez vous-même quelques bouffées lorsque vous sentez venir une contraction. La douleur sera atténuée, mais vous pourrez avoir la tête qui tourne.

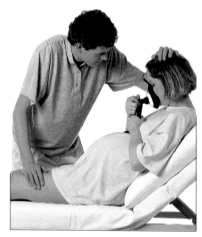

INHALER PENDANT LES CONTRACTIONS ▷
Vous pouvez contrôler la quantité de gaz inhalé. Cette méthode vous permet aussi de continuer à vous déplacer.

69 LES STIMULATIONS ÉLECTRIQUES

Ces électrodes accroissent la résistance du corps à la douleur en saturant les réceptions des canaux nerveux chargés de transmettre les sensations douloureuses. Les impulsions électriques sont dirigées dans le bas du dos, sur les nerfs contrôlant l'utérus. Les électrodes sont reliées à un boîtier que vous commandez pour intensifier ou diminuer l'intensité de l'impulsion électrique. Cette méthode est surtout efficace lorsque les contractions n'ont pas atteint leur intensité maximale.

UNE MÉTHODE SIMPLE
Sans aucun danger et d'utilisation très facile, cette méthode vous permet de vous déplacer tout en contrôlant l'intensité des impulsions.

70 LE MONITORING

Au cours du travail, l'infirmière placera un stéthoscope fœtal ou un monitoring fœtal électronique sur l'abdomen de façon à enregistrer le rythme cardiaque du bébé. Le monitoring est indolore mais vous contraint à rester en position couchée, car l'enregistrement des contractions et du rythme cardiaque fœtal nécessite la fixation de sangles sur votre abdomen.

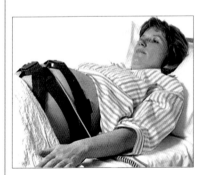

SANGLÉE
L'enregistrement continu du rythme cardiaque du bébé et des contractions est imprimé par l'appareil.

Les électrodes enregistrent le rythme cardiaque du bébé.

Électrode fixée sur le crâne du bébé.

LE RYTHME CARDIAQUE FŒTAL
Une électrode est fixée sur la partie du bébé qui se présente (généralement la tête), ce qui peut occasionner un bleu ou une légère irruption cutanée passagère.

47

SECONDE PÉRIODE DU TRAVAIL

71 ACCOUCHER EN POSITION ASSISE

La seconde partie du travail débute lorsque la dilatation est complète et que vous pouvez pousser. Par votre propre force, vous pouvez participer à l'expulsion. À ce stade, les contractions peuvent être plus fortes, mais elles seront moins douloureuses que les précédentes. La poussée requiert de l'énergie, mais votre conjoint et l'infirmière seront à vos côtés pour vous aider à trouver la position la plus confortable, la plus efficace et pour vous encourager à pousser au bon moment.

CONFORTABLEMENT ASSISE
Asseyez-vous sur le lit, confortablement calée par des oreillers, un traversin, voire votre conjoint. Le menton rentré, poussez en serrant les mains sous vos cuisses. Inclinez le buste vers l'avant et gardez les jambes écartées. Reposez-vous sur les oreillers entre les contractions.

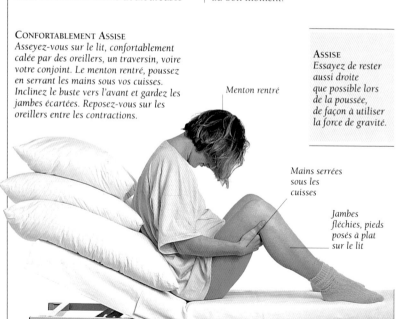

ASSISE
Essayez de rester aussi droite que possible lors de la poussée, de façon à utiliser la force de gravité.

Menton rentré

Mains serrées sous les cuisses

Jambes fléchies, pieds posés à plat sur le lit

72 ACCOUCHER EN POSITION ACCROUPIE

Tout à fait adaptée à l'expulsion, la position accroupie ouvre complètement le col et utilise la gravité pour faciliter l'expulsion. Après un moment, elle pourra cependant devenir fatigante. Afin de vous soulager et de vous détendre, demandez à votre conjoint de soutenir votre dos.

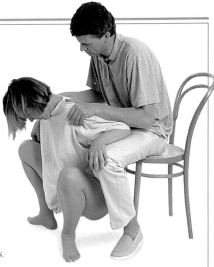

FAIRE INTERVENIR LE CONJOINT
Demandez à votre conjoint de s'asseoir au bord d'une chaise, jambes écartées, afin de vous accroupir entre ses jambes et de poser vos bras sur ses cuisses entre les contractions.

73 ACCOUCHER À GENOUX

Cette position offre l'avantage de faciliter la poussée et d'être moins fatigante que la position accroupie. Pour certaines femmes, alterner les positions à genoux/à quatre pattes procure un soulagement supplémentaire. Quelle que soit l'option choisie, essayez de garder le dos droit pendant toute la durée de l'expulsion.

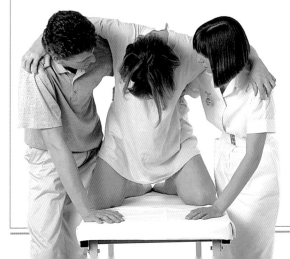

LE RÔLE DU CONJOINT
Votre conjoint peut vous apporter un soutien tant physique que moral en vous encourageant et en vous décrivant les progrès de votre travail.

UNE MAIN SECOURABLE
Placés de chaque côté, votre conjoint et l'infirmière pourront vous aider à garder votre équilibre en vous soutenant sous les bras.

74 LA RESPIRATION PENDANT LA POUSSÉE

Quand vous avez envie de pousser, respirez puis bloquez votre respiration en contractant les abdominaux. Entre les contractions, détendez-vous en respirant calmement.

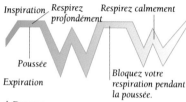

Inspiration · Respirez profondément · Respirez calmement

Poussée

Expiration

Bloquez votre respiration pendant la poussée.

△ POUSSER PENDANT LA CONTRACTION
Au cours d'une contraction, vous pouvez avoir envie de pousser plusieurs fois. Ne vous retenez pas et reposez-vous après la contraction.

75 L'ENVIE DE POUSSER

Il est dit dans de nombreux livres sur la naissance qu'à un moment donné du travail la femme ressent une irrésistible envie de pousser. Même si c'est pratiquement toujours le cas, certaines femmes n'éprouvent pas cette sensation, ce qui signifie qu'il leur faut faire un effort conscient à chaque contraction car leur corps ne leur intime pas cet ordre. C'est également ce qui se produit si les effets de la péridurale ne se sont pas totalement dissipés. Mais même sans envie, la poussée peut être efficace ; l'infirmière vous dira quand pousser.

76 AU-DELÀ DU TERME

Si vous avez dépassé le terme de plus d'une semaine et que votre bébé présente des signes de souffrance, si le placenta commence à ne plus jouer son rôle ou si votre tension est trop élevée, l'accouchement sera déclenché artificiellement. Selon le cas, on peut introduire un pince-membrane dans le vagin, rompre les membranes ou poser une perfusion d'ocytocine, une hormone qui provoque la contraction de l'utérus.

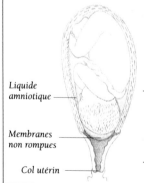

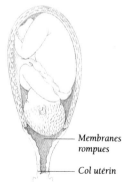

◁ MEMBRANES INTACTES
La rupture des membranes se produit en général naturellement, libérant le liquide amniotique qui a assuré la protection du fœtus pendant la grossesse.

MEMBRANES ROMPUES ▷
Une petite ouverture est pratiquée à l'aide d'un appareil chirurgical de façon à faire descendre la tête fœtale sur le col.

Liquide amniotique

Membranes non rompues

Col utérin

Membranes rompues

Col utérin

LA NAISSANCE

77 L'EXPULSION DU BÉBÉ

Le moment le plus important du travail est arrivé ; bientôt vous pourrez toucher la tête de votre bébé pour la première fois. Pousser n'est dangereux ni pour l'enfant ni pour vous car les parois vaginales sont élastiques et constituées de plusieurs replis qui s'étirent pour laisser passer l'enfant. Une fois le bébé expulsé, vous éprouverez un immense soulagement, mêlé à un sentiment intense d'émotion et de joie.

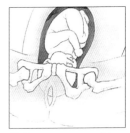

1 La tête se présente à la vulve. Elle est maintenant visible pendant les contractions.

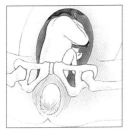

2 La tête apparaît. Arrêtez de pousser et «détendez-vous» par de courtes respirations haletantes.

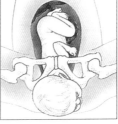

3 La tête est passée, la face vers l'arrière. Le médecin vérifie le cordon ombilical puis tourne la tête du bébé sur le côté.

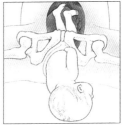

4 Le médecin essuie le visage du bébé dont le corps glisse en deux contractions. Il vous tend votre enfant.

78 L'APRÈS-NAISSANCE

Le placenta expulsé est examiné par le médecin. Vous êtes nettoyée (et suturée si nécessaire). L'état de santé de l'enfant est apprécié (*voir p. 53*) et le cordon ombilical (encore attaché), clampé puis coupé. Vous pourrez alors tenir votre enfant quelque temps.

79 LE NOUVEAU-NÉ

Aucune inquiétude à avoir si votre bébé n'a pas un aspect parfait - c'est souvent le cas à la naissance. Il vous semblera plus petit que vous ne l'imaginiez et très vulnérable. Vous pouvez être étonnée par la forme de sa tête ou l'enduit blanchâtre et gras qui recouvre son corps : le vernix caseosa. Toutes ces particularités disparaissent vers la deuxième semaine. Voici les principaux traits d'un nouveau-né :

■ La forme crânienne étrange est due à la pression exercée sur la fontanelle (suture située au sommet du crâne) lors de l'expulsion.

■ Le bébé aura les yeux bleus, parfois jusqu'à six mois, avant qu'apparaisse leur vraie couleur.

■ Le strabisme est fréquent ; ne vous inquiétez pas si votre bébé louche.

■ Les mains et les pieds semblent bleutés ; la circulation ne fonctionne pas encore parfaitement. Ils prendront rapidement une couleur rose.

■ Les mamelons peuvent être gonflés, voire perdre un peu de lait. C'est parfaitement normal chez les enfants des deux sexes. Le gonflement disparaît au bout de quelques jours.

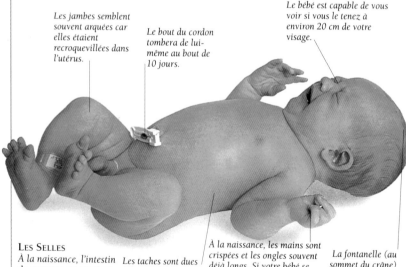

Les jambes semblent souvent arquées car elles étaient recroquevillées dans l'utérus.

Le bout du cordon tombera de lui-même au bout de 10 jours.

Le bébé est capable de vous voir si vous le tenez à environ 20 cm de votre visage.

LES SELLES
À la naissance, l'intestin du nouveau-né contient une matière pâteuse et brunâtre appelée méconium. Les selles changent de couleur avec le lait.

Les taches sont dues à la pression exercée lors de l'expulsion ou à la peau encore immature du nouveau-né.

À la naissance, les mains sont crispées et les ongles souvent déjà longs. Si votre bébé se griffe le visage, vous pouvez lui mettre des petites moufles en attendant que ses ongles durcissent pour pouvoir les lui couper avec une paire de ciseaux à bouts ronds.

La fontanelle (au sommet du crâne) est une région molle que vous ne risquez pas d'abîmer en vous occupant de votre nouveau-né.

80 LA PEAU DU NOUVEAU-NÉ

La peau de votre bébé - avec ses boutons, ses taches rouges, ses rougeurs et toutes ses autres imperfections - pourra vous alarmer, surtout si c'est votre premier enfant. Il n'y a pas lieu de vous affoler : les taches cutanées sont normales car les systèmes corporels du bébé sont encore immatures.
Mais en cas d'inquiétude, parlez-en à votre médecin ou à la sage-femme.

■ Les boutons et les irruptions cutanées légères sont très fréquents et disparaissent tout seuls.

■ La desquamation des pieds et des mains disparaît au bout de deux jours.

■ La plupart des taches de naissance s'effacent, y compris les angiomes autour des yeux et sur la tête qui disparaissent après la première année et les angiomes tubéreux, plus grands, qui s'en vont généralement après la cinquième année.

■ Le fin duvet recouvrant le corps du nouveau-né tombe par frottement.

■ Le vernix caseosa, matière grasse qui protège la peau du fœtus dans l'utérus, peut recouvrir entièrement la peau du bébé à sa naissance. Il se lave facilement.

■ À la naissance, certains bébés sont très chevelus, d'autres chauves.

81 QU'EST-CE QUE LE SCORE D'APGAR ?

Dans la minute qui suit sa venue au monde, le bébé subit cinq petits tests rapides permettant d'apprécier sont état de santé. C'est le score d'Apgar (d'après le nom du médecin qui l'a mis au point).

■ La coloration complètement rose montre le fonctionnement normal des poumons.

■ Le pouls indique un rythme cardiaque fort et régulier.

■ Les expressions faciales indiquent sa réactivité aux stimulus.

■ L'activité des membres confirme son bon tonus musculaire.

■ La respiration montre la bonne santé des poumons.

Ce test est refait cinq minutes plus tard.

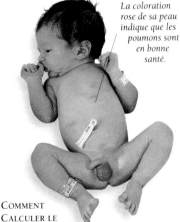

La coloration rose de sa peau indique que les poumons sont en bonne santé.

COMMENT CALCULER LE SCORE D'APGAR ?
La plupart des nouveau-nés obtiennent un score compris entre 7 et 10 (chaque critère est coté de 0 à 2). Si la somme des points est supérieure à 7, votre bébé est «en bonne santé», si elle est inférieure à 4, il peut avoir besoin d'être réanimé. Un second test permet en général d'apprécier une amélioration.

82 LE PREMIER EXAMEN DU NOUVEAU-NÉ

Le médecin examine le nouveau-né (après le rapide test d'Apgar, décrit page 53). Il vérifie les traits du visage, la bonne santé corporelle, le dos, l'anus, les doigts, les orteils et le cordon ombilical. Puis il mesure le tour de tête, vérifie la fontanelle (partie supérieure du crâne non ossifiée) et la voûte du palais.

Vous trouverez ci-dessous les principales parties du corps examinées.

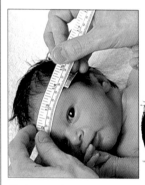

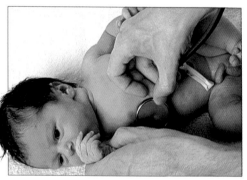

1 △ Le médecin mesure le tour de tête, contrôle la fontanelle et palpe la voûte du palais.

2 △ Ils écoutent le cœur et les poumons à l'aide d'un stéthoscope pour vérifier leur bon fonctionnement. Les souffles cardiaques sont fréquents chez les nouveau-nés et n'indiquent généralement aucune anomalie.

3 ▽ Le médecin palpe le ventre pour s'assurer que les organes abdominaux ont une taille normale. La palpation du pouls se fait au niveau de l'aine.

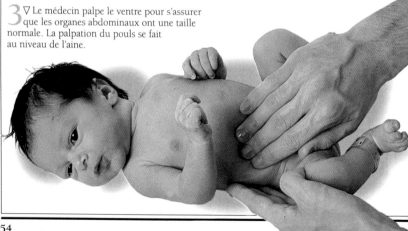

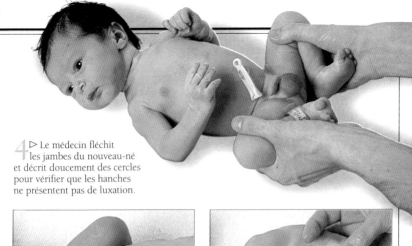

4 ▷ Le médecin fléchit les jambes du nouveau-né et décrit doucement des cercles pour vérifier que les hanches ne présentent pas de luxation.

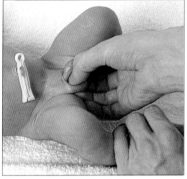

5 △ Il examine les organes génitaux. Si c'est un garçon, il vérifie que les deux testicules sont bien descendus (ils sont souvent remontés dans l'aine). Les organes génitaux semblent très gros chez les bébés des deux sexes.

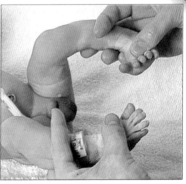

6 △ Il mobilise doucement les jambes d'avant en arrière, vérifie qu'elles sont bien alignées, de la même longueur et que le bébé n'a pas de problèmes de pieds.

7 ▷ Le médecin parcourt le dos avec le doigt afin de s'assurer que toutes les vertèbres sont en place le long de la colonne vertébrale.

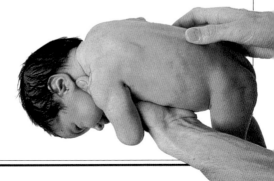

83 LE COMPORTEMENT DU NOUVEAU-NÉ

Au cours de ses premiers jours, un bébé passe beaucoup de temps recroquevillé (position qu'il avait dans l'utérus), les poings fermement serrés. Posé sur le dos, sa tête reste mollement d'un côté ou de l'autre car les muscles de son dos et de son cou sont incapables de supporter sa tête trop lourde. Ce n'est qu'à une semaine qu'il peut relever la tête par petites saccades lorsqu'il est soutenu sur une épaule. À six semaines, il commence à redresser la tête lorsqu'il est sur le ventre. Il suce sa main dès qu'elle touche sa bouche, une bonne façon de se rassurer.

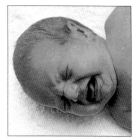

△ LES PLEURS
C'est le seul moyen qu'il ait pour exprimer ses besoins de tendresse, de réconfort, de nourriture ou autre changement de couche. Un mouvement, un bruit très fort ou simplement une lumière sont autant de stimulations sensorielles qui suffisent à déclencher les pleurs d'un nouveau-né.

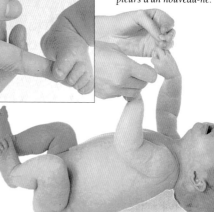

LE RÉFLEXE DE MARCHE AUTOMATIQUE △
Le réflexe de marche automatique est dit archaïque parce que votre bébé le possède à sa naissance : tenu en position debout, il esquisse les mouvements de marche (un enfant né à terme pose son talon en premier et déroule le pas !).

△ LE RÉFLEXE D'AGRIPPEMENT
C'est un réflexe majeur. Placez un doigt sur la paume de la main de votre bébé : il doit refermer sa main sur votre doigt avec tant de force que vous pouvez le soulever depuis la position couchée : c'est le fameux «grasping».

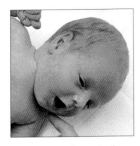

◁ **LES RÉFLEXES BUCCAUX**
Le réflexe de succion est fondamental puisqu'il permet l'alimentation correcte du bébé. Les réflexes cardinaux se déclenchent en effleurant le pourtour des lèvres : l'enfant dirige sa langue puis sa bouche et enfin sa tête dans la direction de la zone stimulée.

LES BRUITS DU NOUVEAU-NÉ
Les petits bruits respiratoires, les éternuements et le hoquet sont normaux chez le nouveau-né et ne signifient pas qu'il soit enrhumé, que sa respiration soit irrégulière ou qu'il ait un problème de diaphragme.

Bras et jambes tendus

LE RÉFLEXE DE MORO △
Lorsqu'il est surpris, le bébé écarte brusquement les bras puis les referme comme s'il voulait attraper quelque chose. C'est le réflexe de Moro.

Heures de sommeil et nombre de tétées par jour d'un nouveau-né en moyenne

Bébé de 2 kg : se réveille 7 à 8 fois pour manger

Bébé de 3 kg : se réveille 5 à 6 fois pour manger

Bébé de 4.5 kg : se réveille 4 à 5 fois pour manger

| 0 | 5 | 10 | 15 | 20 |

Heures de sommeil par jour

◁ **LE SOMMEIL**
Des études récentes montrent que la durée totale du sommeil chez le bébé est en moyenne de 14 à 16 heures. Un nouveau-né placé dans des conditions de confort trouve le rythme de sommeil qui lui convient.

TECHNIQUES ET SOINS PARTICULIERS

84 L'ÉPISIOTOMIE

Il s'agit d'une (ou plusieurs) incision chirurgicale sur le pourtour de la vulve pour en agrandir l'orifice et éviter ainsi une déchirure du périnée dont la cicatrisation serait moins parfaite et moins rapide. L'épisiotomie est pratiquée lorsque la peau de l'ouverture vaginale n'est pas assez détendue, en cas de souffrance fœtale, de bébé prématuré ou de trop grosse tête. Après une anesthésie locale, qui insensibilise la zone du plancher pelvien, la peau est coupée au temps fort de la contraction. En phase de cicatrisation, l'épisiotomie peut occasionner une gêne à la station assise.

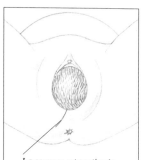
La coupure est pratiquée légèrement sur le côté.

85 L'EXPULSION ASSISTÉE

On a recours aux forceps ou au vacuum extractor (ventouse) pour extraire le bébé si sa tête est trop grosse, si la mère ne parvient pas à l'expulser, s'il souffre ou en cas de présentation par le siège. Après une anesthésie locale et une épisiotomie, les forceps sont placés de part et d'autre de la tête du bébé de façon à la protéger pendant que le bébé est délivré. Vous participez en poussant.

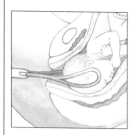

◁ **LES FORCEPS**
C'est un instrument de traction ancien mais efficace qui peut laisser des marques provisoires sur la tête du bébé.

LA VENTOUSE ▷
Une petite cupule métallique reliée à une pompe aspirante est fixée sur la tête du bébé.

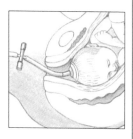

86 LA CÉSARIENNE

C'est l'extraction de l'enfant par la paroi abdominale. Une césarienne peut être une décision prévue à l'avance ou prise en urgence. Dans le premier cas, elle peut être pratiquée sous anesthésie péridurale, ce qui vous permet d'accueillir votre enfant dès sa naissance. Dans certaines situations d'urgence cependant, une anesthésie générale est nécessaire. La césarienne consiste à inciser la paroi abdominale, aspirer le liquide amniotique puis extraire le bébé, parfois à l'aide de forceps.

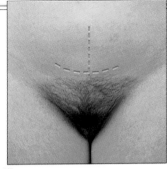

L'INCISION
L'incision est pratiquée dans la région pubienne. Il ne faut que 5 mn pour inciser et extraire l'enfant, et 20 mn pour recoudre les différents plans chirurgicaux de la paroi abdominale de la maman

87 LA NAISSANCE PAR LE SIÈGE

Lorsqu'un bébé naît par le siège, ses fesses sortent en premier et la partie la plus grosse de son corps (la tête) en dernier. Souvent, le travail peut être plus long et plus pénible.

L'accouchement par le siège doit se dérouler à l'hôpital car une épisiotomie est nécessaire et, parfois, les forceps. La naissance par le siège représente 4 % des accouchements.

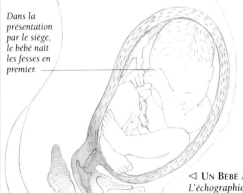

Dans la présentation par le siège, le bébé naît les fesses en premier.

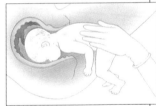

△ **ACCOUCHEMENT DES JAMBES**
Les fesses du bébé sont extraites, puis ses jambes. On vous fera une épisiotomie avant l'extraction de la tête.

◁ **UN BÉBÉ À SURVEILLER**
L'échographie permet de visualiser la position par le siège et de mesurer la tête du bébé pour s'assurer qu'elle est suffisamment petite pour passer le bassin.

88 LES JUMEAUX

Vous avez appris lors de l'échographie du 4e mois que vous attendiez des jumeaux. La grossesse et le travail se dérouleront normalement même si votre corps sera plus éprouvé par cette gemellité. Les risques de positionnements anormaux dans l'utérus et de présentations par le siège sont également plus élevés. Il vous faudra accoucher à l'hôpital car les forceps et une anesthésie péridurale peuvent être nécessaires. Le travail sera aussi légèrement différent car vous pousserez deux fois, à environ 10 à 30 minutes d'intervalle.

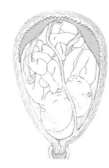

◁ LES VRAIS JUMEAUX
Un tiers des jumeaux est identique. Les vrais jumeaux sont toujours du même sexe et se développent généralement dans la même enveloppe, suivant le moment où l'œuf se divise.

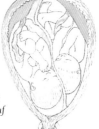

LES FAUX JUMEAUX ▷
Ils se développent à partir de deux œufs distincts fécondés par deux spermatozoïdes et n'ont pas obligatoirement le même sexe. Chaque œuf a sa propre enveloppe.

89 ÉTABLIR UN LIEN AFFECTIF

Les bébés requérant des soins particuliers à la naissance ont besoin d'établir des liens affectifs avec leur mère (et leur père) aussi forts que les bébés nés sans problèmes. De nombreux hôpitaux possèdent des pièces qui vous permettent d'être près de votre enfant et de participer à ses soins quotidiens. Même s'il vous semble fragile et vulnérable, n'ayez pas peur de le toucher ; tous les bébés réagissent à un geste de tendresse.

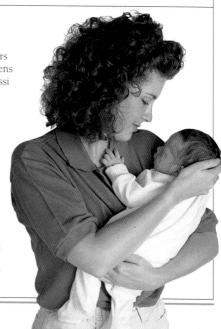

ÉTABLIR UNE RELATION D'AMOUR
Blotti contre vous, parlez-lui, caressez-le et cajolez-le, sans oublier l'importance des regards. Ces gestes d'amour rassurent votre enfant et l'apaisent.

90 Les Prématurés

Les enfants nés avant 37 semaines
sont dits prématurés et nécessitent
des soins particuliers à la naissance.
Ils ont davantage de difficultés à respirer,
à se nourrir ou à maintenir leur
température et sont placés quelque temps
en couveuse. Si votre enfant est capable
de téter, vous pourrez le nourrir
normalement, sinon il sera nourri
à la sonde (tuyau passant directement
de son nez ou de sa bouche
à son estomac).

91 La Jaunisse du Nouveau-né

La jaunisse du nouveau-né est
une pathologie bénigne fréquente
apparaissant trois jours après
la naissance. Due à l'accumulation
d'un pigment biliaire, la bilirubine,
que le foie ne peut éliminer, elle se
traduit par une coloration jaune
de la peau et du blanc de l'œil.
La jaunisse disparaît généralement
au bout de quelques jours mais
une exposition au soleil à travers
une vitre accélère la guérison.
La photothérapie (emploi thérapeutique
des UV) permet de traiter les cas
les plus graves.

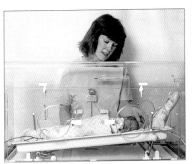

LA COUVEUSE
*Les couveuses sont dotées de hublots par
lesquels vous pouvez toucher votre bébé. La
position inclinée du plateau facilite la
respiration.*

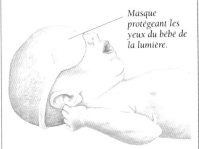

*Masque
protégeant les
yeux du bébé de
la lumière.*

LA PHOTOTHÉRAPIE
*Si les taux de bilirubine sont trop élevés, le
bébé est exposé à des rayonnements
ultraviolets qui dissocient les pigments
présents dans la peau.*

92 Les Dysmatures

Ce sont des nouveau-nés dont la
taille à la naissance est souvent normale
mais dont le poids est trop faible. Le
tabac, une alimentation trop pauvre ou
bien certaines maladies, comme le

diabète, qui perturbent le fonctionnement
du placenta, en sont la cause.
Un dysmature doit être surveillé de près
et être mis au monde tôt, soit par
induction, soit par césarienne.

RETOUR À LA NORMALE

93 LA DÉPRESSION POST-NATALE

Quelques jours après l'accouchement, généralement au moment de la montée laiteuse, de nombreuses mères traversent une période de dépression.

Cet état, appelé parfois «baby blues», est dû, entre autres, aux perturbations hormonales et à la sensation de vacuité survenant inévitablement après l'accouchement. Caractérisé par un sentiment d'abattement et de fatigue, il s'estompe après quelques jours. Si vous vous sentez déprimée ou si votre dépression se prolonge au-delà d'un mois, consultez votre médecin. La dépression post-natale ne nécessite que très rarement un traitement psychiatrique.

Ce que vous ressentirez

Problèmes	Ce qu'il faut faire
Douleurs post-natales Crampes abdominales dues aux contractions de l'utérus qui reprend sa taille normale	Prenez un analgésique léger si les contractions sont très fortes. La douleur peut persister plusieurs jours
Vessie Vous urinerez certainement davantage pendant les premiers jours car vous perdrez l'excès de liquide pris au cours de la grossesse	Essayez d'uriner tout de suite après l'accouchement même si c'est douloureux. Levez-vous et marchez pour favoriser l'écoulement. Prenez un bain chaud. Si vous avez des points de suture, mouillez-les d'abord
Saignements Pendant 2 à 6 semaines, vous aurez certainement des saignements. Rouge clair et abondants au début, ils deviendront plus foncés par la suite	Ces pertes peuvent se poursuivre jusqu'au retour de vos règles. Utilisez des serviettes hygiéniques et non des tampons, qui peuvent provoquer des infections
Intestins Pendant un jour ou deux, vous pouvez ne pas avoir de selles, mais le fonctionnement des intestins devra reprendre après ce laps de temps	Supplémentez votre alimentation en fer et Vit C. Soyez active dès que possible pour refaire fonctionner vos intestins. Buvez beaucoup d'eau et mangez des aliments riches en fibres pour stimuler le transit intestinal. Appliquez une serviette propre sur les éventuels points de suture pour diminuer la gêne

94 RÉTABLISSEMENT ET BILAN POST-NATAL

Il faut au minimum six semaines à votre organisme pour retrouver une certaine stabilité après l'accouchement. C'est à cette période que vous ferez votre bilan post-natal :

■ Votre utérus doit avoir retrouvé la taille qu'il avait avant l'accouchement.

■ Il se peut que vos menstruations aient repris. Les premières règles après une grossesse sont souvent plus longues et plus abondantes que les règles normales.

● Vous devez avoir commencé des exercices doux, en particulier ceux qui tonifient les muscles du plancher pelvien.

■ Le médecin prendra votre pression artérielle, vous pèsera et analysera un prélèvement d'urine.

■ Il examinera vos seins et votre ventre et contrôlera la cicatrisation des sutures.

■ Il vérifiera la taille et la position de votre utérus lors d'un toucher pelvien et vous fera un frottis cervical.

■ Il vous proposera la reprise d'une méthode contraceptive (pilule, stérilet, préservatifs).

■ Le médecin est aussi là pour écouter vos problèmes (d'allaitement, d'alimentation ou de fatigue) et vous conseiller.

95 SOINS DES SEINS ET DES MAMELONS

Prenez soin de vos seins - surtout si vous allaitez. Portez un soutien-gorge d'allaitement dans lequel vous pouvez glisser des coupelles de protections qui soulagent de l'engorgement de la poitrine, évitent les gerçures et recueillent les fuites de lait. Massez doucement vos seins et laissez vos mamelons à l'air s'ils sont douloureux ; ils guériront ainsi plus vite. Lavez vos seins à l'eau, sans savon, pour éviter le dessèchement de la peau. Essuyez les mamelons en les tapotant légèrement, vous pouvez également les sécher au sèche-cheveux. En cas de crevasses, appliquez une crème neutre ou cicatrisante.

POURSUIVEZ L'ALLAITEMENT ▷
Si vos seins sont engorgés, perdent du lait, si un canal galactophore est bouché ou si les mamelons sont douloureux et crevassés, l'allaitement peut être poursuivi tout de même grâce aux conseils de votre médecin.

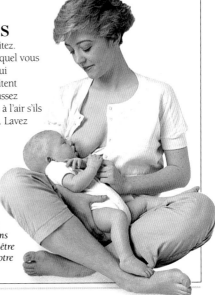

96 LE PLANCHER PELVIEN

Il s'agit d'un groupe de muscles qui soutient les organes situés à l'intérieur du bassin. Pendant la grossesse, ces muscles sont étirés et affaiblis, ce qui provoque souvent de petites fuites urinaires. Mais si vous pratiquez régulièrement les exercices décrits ci-contre, votre plancher pelvien devrait retrouver sa tonicité trois mois après la naissance. Si les fuites urinaires persistent, poursuivez les exercices un mois supplémentaire. Au-delà, consultez votre médecin.

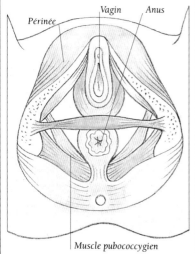

LES MUSCLES DU PLANCHER PELVIEN
Ils soutiennent les instestins, la vessie et l'utérus. Ils sont étirés pendant la grossesse en raison du poids du bébé.

97 EXERCICES DE REMISE EN FORME

Dès que vous vous en sentez capable, commencez par des exercices progressifs et doux, de préférence ceux qui tonifient le plancher pelvien. Si vous avez eu une césarienne, attendez avant de commencer un quelconque exercice. Et dans tous les cas, demandez conseil à votre médecin.

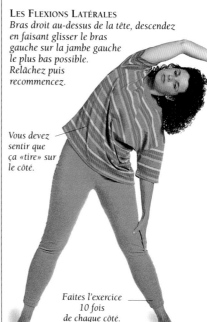

LES FLEXIONS LATÉRALES
Bras droit au-dessus de la tête, descendez en faisant glisser le bras gauche sur la jambe gauche le plus bas possible. Relâchez puis recommencez.

Vous devez sentir que ça «tire» sur le côté.

Faites l'exercice 10 fois de chaque côté.

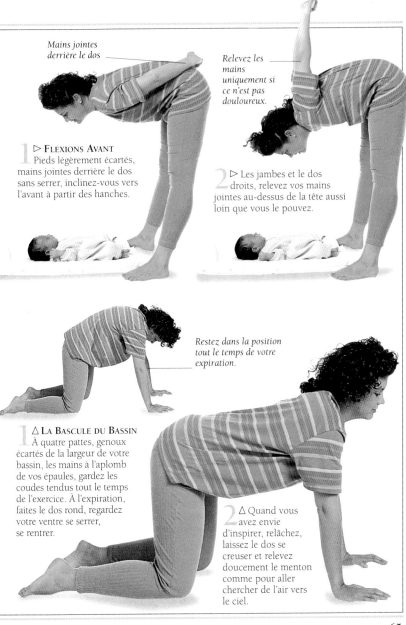

Mains jointes derrière le dos

Relevez les mains uniquement si ce n'est pas douloureux.

1 ▷ Flexions Avant
Pieds légèrement écartés, mains jointes derrière le dos sans serrer, inclinez-vous vers l'avant à partir des hanches.

2 ▷ Les jambes et le dos droits, relevez vos mains jointes au-dessus de la tête aussi loin que vous le pouvez.

Restez dans la position tout le temps de votre expiration.

1 △ La Bascule du Bassin
À quatre pattes, genoux écartés de la largeur de votre bassin, les mains à l'aplomb de vos épaules, gardez les coudes tendus tout le temps de l'exercice. À l'expiration, faites le dos rond, regardez votre ventre se serrer, se rentrer.

2 △ Quand vous avez envie d'inspirer, relâchez, laissez le dos se creuser et relevez doucement le menton comme pour aller chercher de l'air vers le ciel.

98 L'EXAMEN CLINIQUE DU PREMIER MOIS

Le premier examen clinique approfondi a lieu au cours du premier mois. Après vous avoir posé des questions d'ordre général, le médecin vous questionne sur le bien-être et le comportement de votre enfant. Il vérifie sa vue en faisant passer un objet dans son champ visuel et recherche un éventuel signe de strabisme.

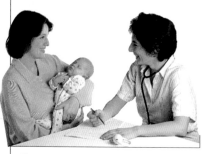

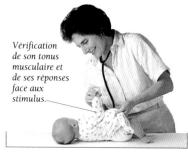

Vérification de son tonus musculaire et de ses réponses face aux stimulus.

1 △ Si l'enfant dort, le médecin le réveille et observe sa réaction - sourire ou toute autre manifestation - face à la présence soudaine d'un nouveau visage.

2 △ Le médecin deshabille le bébé pour contrôler sa tonicité musculaire et regarder comment il bouge ses membres.

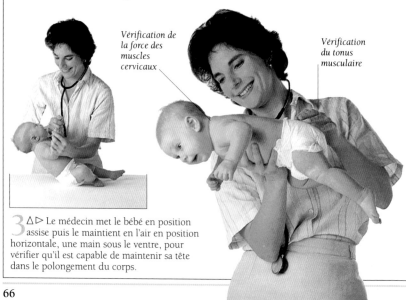

Vérification de la force des muscles cervicaux

Vérification du tonus musculaire

3 △▷ Le médecin met le bébé en position assise puis le maintient en l'air en position horizontale, une main sous le ventre, pour vérifier qu'il est capable de maintenir sa tête dans le polongement du corps.

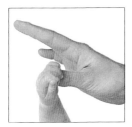

4 △ Il vérifie le réflexe de préhension en mettant un doigt sur la paume du bébé. Ce réflexe de «grasping» tend à disparaître vers la 6e semaine.

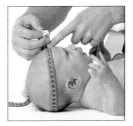

5 △ Il mesure ensuite le tour de tête à l'aide d'un mètre à ruban. La moyenne à ce stade du développement du bébé est de 37 cm.

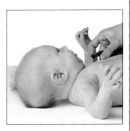

6 △ Il écoute son cœur avec son stéthoscope. Le rythme cardiaque jusqu'à un an est d'environ 120 battements par minute.

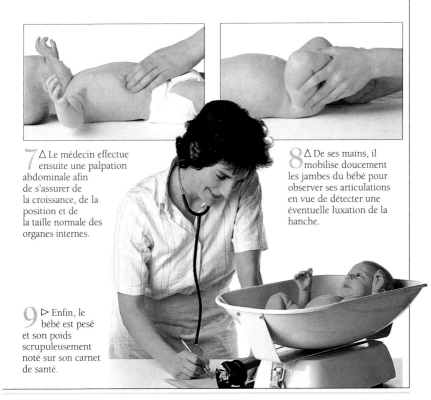

7 △ Le médecin effectue ensuite une palpation abdominale afin de s'assurer de la croissance, de la position et de la taille normale des organes internes.

8 △ De ses mains, il mobilise doucement les jambes du bébé pour observer ses articulations en vue de détecter une éventuelle luxation de la hanche.

9 ▷ Enfin, le bébé est pesé et son poids scrupuleusement noté sur son carnet de santé.

99 Bien équipée À LA MAISON

Rien ne prépare réellement à l'arrivée d'un bébé, surtout lorsqu'il s'agit d'un premier enfant ! Les premières semaines ressemblent à un tourbillon chaotique où vous et votre conjoint vous apprêtez à former une famille. Il existe des centaines d'articles pour bébés qui facilitent la vie au quotidien : vous pouvez les emprunter, les acheter neufs ou d'occasion.

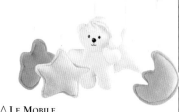

◁ POUSSETTE
Jusqu'à trois mois, l'idéal est d'offrir à votre bébé des promenades dans la position couchée en landeau ou poussette orientable.

△ LE MOBILE
Pour capter le regard d'un bébé qui reste allongé sur le dos pendant de si longues périodes, rien de mieux qu'un mobile accroché au plafond, ou au cadre de son berceau.

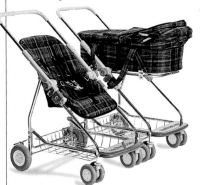

LE KANGOUROU ▷
Idéal pour les promenades, le kangourou assure le confort et la sécurité du bébé tout en vous permettant de garder les mains libres.

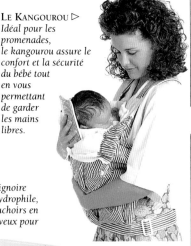

TOUT POUR LE BAIN ▽
Prévoyez 2 serviettes de bain très douces, une baignoire pour bébé, de l'huile d'amande douce, du coton hydrophile, du sérum physiologique, des compresses, des mouchoirs en papier, de la crème cicatrisante, une brosse à cheveux pour bébé, et des jouets.

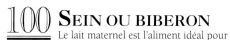

100 SEIN OU BIBERON

Le lait maternel est l'aliment idéal pour votre enfant. Rien ne remplace le colostrum (c'est-à-dire le premier lait d'une accouchée) produit les jours suivant l'accouchement. Il procure au bébé les anticorps dont il a besoin pour lutter contre les infections. En outre, s'il est possible de passer du sein au biberon, le contraire ne l'est pas car la production de lait s'arrête si les seins ne sont pas stimulés par la succion.

À VOUS SEULE DE DÉCIDER
Si vous allaitez au sein par obligation ou inversement, si vous donnez le biberon avec un sentiment de culpabilité, vous n'aurez aucun plaisir à nourrir votre bébé.

101 FORMER UNE FAMILLE

Immense fierté, bonheur intense, épuisement, responsabilité d'un nouveau petit être, parenthèse dans la carrière professionnelle. Voilà quelques-uns des sentiments éprouvés par les parents. C'est souvent le père le plus impressionné durant les jours suivant la naissance ; il a autant besoin de votre soutien que vous avez besoin du sien. Faites-le participer aux soins du bébé et laissez la confiance s'installer progressivement.

UN NOUVEAU RÔLE
D'amant, votre conjoint est devenu compagnon et associé en tant que parent. N'oubliez pas que le bébé est autant le sien que le vôtre.

L'APPRENTISSAGE
S'occuper d'un enfant requiert de la chaleur, de la sensibilité, de l'attention et surtout de la DIS-PO-NI-BI-LI-TÉ. Certaines de ces émotions sont innées, d'autres s'aquièrent au fur et à mesure.

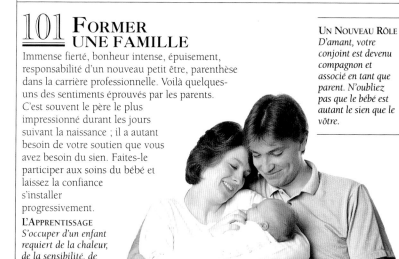

INDEX

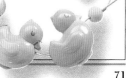

CRÉDITS PHOTOGRAPHIQUES

Photographies
CODE : h *haut*, b *bas*, c *centre*, d *droite,* g *gauche*.
Antonia Deutsch 6, 12 ,13, 15, 16, 17cd, 18cg, 20, 24, 25hg, 26hd,
27bg, bd, 30, 44, 45, 46h, bd, 47hd, 48, 49, 61cg ; Sally and Richard
Greenhill 36hd ; The Hutchison Library/Nancy Durell McKenna 34b ; Dave
King 5bd, 22hd, 27hd, 28, 29, 63hd, 66, 67, 69bd ; Ranald Mackechnie 1,
2, 9cg, 23, 26bg, 56, 57, 60bd, 64bd, 65, 68, 71 ; Stephen Oliver 5bg ;
Susanna Price 25 bg, bd, 53, 54, 55, 63bd ;
Julia Selmes 3 ; Tony Stone Images/David Sutherland 34h ;
Ron Sutherland 52 ; Ian Thompson 61cd

Illustrations
Annabel Milne 14, 22bd, 58hd
Coral Mula 17cg, 20, 46cg, 5g, 58bl,bd, 64 bg
Paul Williams 18bd, Sharon Rudd 50hg

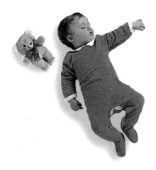